国家级药学实验教学(示范)中心实验系列教材

# 天然药物化学实验教程

邓　君　主　编

陈前锋　副主编

科学出版社

北　京

# 内 容 简 介

　　本书分为3章。第一章集中介绍本书所收录实验中常用的实验方法和操作步骤，并强调天然药物化学实验室注意事项；第二章收录了22个验证性实验，除"第一节　天然药物化学成分系统预试验"外，其余均按照化合物结构类型分节编写，对应于《天然药物化学》第6版（吴立军主编）的编撰体系，每个结构大类收录了3种结构亚类的化合物的提取分离，便于各院校相关专业的师生根据各自的实验条件和需要自行选择；第三章在第二章实验的基础上编写了3个设计性实验，既可作为实验项目，也可作为思考题。本书收录的实验几乎都是综合性实验，各实验所用药材和试剂都廉价、易得；产品大多是已进入市场流通的提取物或化合物。为适应技术进步，除一些经典实验外，本书还收录了一些采用较先进技术（如制备高效液相色谱、高速逆流色谱分离纯化化合物）的实验。

　　本书可用作药学、中药学以及相关专业在校本科学生和高等专科学生的学习教材，也可用作成人高等教育和自学的参考教材。

**图书在版编目(CIP)数据**

天然药物化学实验教程／邓君主编.—北京：科学出版社，2015.6
（2018.8 重印）
　国家级药学实验教学（示范）中心实验系列教材
　ISBN 978-7-03-045035-7

Ⅰ.①天… Ⅱ.①邓… Ⅲ.①生物药–药物化学–化
学实验–教材 Ⅳ.①R284–33

中国版本图书馆 CIP 数据核字（2015）第 132132 号

责任编辑：杨　岭　华宗琪／封面设计：墨创文化
责任校对：葛茂香／责任印制：罗　科

科学出版社 出版
北京东黄城根北街16号
邮政编码：100717
http://www.sciencep.com

成都锦瑞印刷有限责任公司印刷
科学出版社发行　各地新华书店经销
*
2015 年 6 月第　一　版　　开本：787×1092 1/16
2018 年 8 月第二次印刷　　印张：8 1/4
字数：190 千字
定价：26.00 元

西南大学 国家级药学实验教学（示范）中心
国家级药学虚拟仿真实验教学中心

# 实验系列教材编委会

# 总　　序

　　创新是以新思维、新发明和新描述为特征的一种概念化过程，创新是一个民族发展的灵魂，是一个民族进步的不竭动力，提高自主创新能力，建设创新型国家，是国家发展战略的核心，是提高综合国力的关键，创新更是引领发展的第一动力。因此，培养大学生创新能力是 21 世纪高等教育适应经济社会发展需要，是提高人才培养质量的必然要求，但这也是目前高校人才培养中普遍存在的薄弱环节。实验教学是理论教学的一种延续，既能让学生对课堂上所学知识进行消化和吸收，又能有效地训练学生的实验技能，培养学生的观察能力、实践能力、创新能力、创新精神和科学素养。因此，实验教学作为教学活动的有机组成部分，是培养高素质创新型人才的重要教学环节，其地位无可替代。实验教材则是体现实验内容、教学方法和人才培养思想的载体，是培养高素质创新型人才的重要保证。因此，强化以培养创新能力为目标的实验教材建设，对改革实验教学体系、提高实验教学质量、实现人才培养目标具有重大的作用。

　　为了加强大学生实践能力和创新能力的培养，西南大学国家级药学实验教学(示范)中心在教学实践中坚持"以学生为本，将知识传授、能力培养和素质提高贯穿于实验教学始终"的指导思想，秉持"实践创新，能力至上"的实验教学理念，按照"能力培养，虚实结合、从基础到专业，从认知训练到创新应用，从学校到社会"的原则建立和完善实验教学体系。中心结合多年开展实践教学的有益经验和实验教学体系，组织长期从事本科实践教学的教师编写本套实验教材，旨在与国内药学领域的专家和兄弟院校交流，分享中心取得的点滴经验和成果，也为药学类专业的实践教学和人才培养提供实践教学指导。为了进一步促进大学生实践创新能力的培养，我们推出了本套药学创新实验系列教材。教材按照实验的基本要求、验证性实验、综合性实验、设计性实验和虚拟仿真实验等层次进行编写。

　　西南大学国家级药学实验教学(示范)中心(http://etcp.swu.edu.cn/)由真实实验教学和虚拟仿真实验教学组成，是西南大学开展药学类专业及相关专业人才培养、科研服务和文化传承的核心平台之一，她承担着西南大学药学类及相关专业的实验教学及研究任务，并面向社会开放，承担着全国高校、院所和企业的实验技能培训、大学生夏令营和冬令营的实验教学工作。中心自 2003 年开始建设以来，不断整合校内药学类相关实验教学资源进行建设，于 2007 年成为西南大学校级药学实验教学示范中心，2009 年成为重庆市市级药学实验教学示范中心，2012 年经教育部批准为"十二五"国家级药学实验教学(示范)中心。作为实验教学的一个重要补充，西南大学国家级药学虚拟仿真实验教学中心(http://yxxf.swu.edu.cn/)于 2014 年被教育部批准为全国首批 100 个虚拟仿真实验教学中心之一，也是全国首批 3 个药学/中药学虚拟仿真实验教学中心之一。

西南大学实验教学的发展得到了国内外各兄弟院校和同仁的支持与帮助，在此向他们表达诚挚的谢意。同时，也希望在各方的支持与帮助下，中心的实践教学得到更好的发展。

药学创新实验教材编委会
2015 年 2 月于重庆北碚

# 前　言

　　天然药物化学是药学及相关专业的专业基础课，牢固掌握天然药物化学知识，对于学生日后学习其他专业课以及在医药领域进一步深造或开展药品研发、生产、质量控制、临床应用等工作，都必不可少。但天然药物化学的知识点庞杂，课堂讲授较抽象，学习难度较大，容易消磨学生的学习热情。鉴于天然药物化学来源于实践，应用于实践，用直观的产品、实际的操作、生动的实验现象可以帮助学生理解本课程的理论和知识点，加深记忆，激发学生的兴趣，所以实验教学对于天然药物化学的教学十分重要。

　　虽然目前已有很多天然药物化学实验指导或类似的书籍，但为了跟上天然化合物提取分离技术的发展，并紧密结合天然产物提取物的生产实际，西南大学药学院总结多年本科实验教学经验，编撰了本书。

　　本书分为3章。第一章简要介绍本书所收录实验中常用的实验方法和操作步骤。由于学科特点，本书收录的实验都是综合性实验，很多操作都出现在多个实验中，但因为目前高校教育压缩教学学时，实际能开出的实验有限，为方便学生学习并节省篇幅，本书将一些共用的实验方法和技术集中在第一章中讲述。第二章收录了22个验证性实验，除"第一节　天然药物化学成分系统预试验"外，其余均按照化合物结构类型分节编写，对应于高等医药院校规划教材供药学类专业用《天然药物化学》第6版(吴立军主编)的编撰体系，每个结构大类收录了3种结构亚类的化合物的提取分离，便于各院校相关专业的师生根据各自的实验条件和需要自行选择；第三章在第二章实验的基础上，编写了3个设计性实验，既可作为考察用实验项目，也可作为思考题。为降低教学成本，本书收录的实验所用药材、试剂都廉价、易得；为帮助学生建立理论与实际的联系，所收录的实验大多是已进入市场流通的提取物或化合物的提取分离，甚至是耳熟能详的产品，如银杏黄酮、水飞蓟素、辣椒碱等的提取纯化；为适应技术进步，本书除收录一些经典实验外，还收录一些采用较先进技术(如制备高效液相色谱、高速逆流色谱分离纯化化合物)的实验。

　　本书的编写部分参考了《天然药物化学实验指导》第3版(吴立军主编)、《天然药物化学实验与指导》第二版(梁敬钰主编)、《天然药物化学实验教程》(王军主编)、《天然药物化学实验》(李嘉蓉主编)以及《中草药有效成分提取与分离》第二版(中国科学院上海药物研究所编著)等书，引用了很多期刊论文和学位论文，在此向其作者致以诚挚的谢意。

　　对于本书的编写，编者做了很大的努力，但因学术水平和编写能力有限，不妥和疏漏之处在所难免，敬请广大师生和读者指正。

编　者

# 目　　录

# 第一章　天然药物化学实验基本方法和技能

## 第一节　天然药物化学实验室注意事项

### 一、实验室规则

(1)进入实验室，须穿实验服。

(2)必须遵守实验室各项制度，听从指导老师的合理安排，尊重实验室工作人员的职权。

(3)实验时不能阅读与本实验无关的书籍，不要高声谈笑、打闹，不能玩游戏或看视频，不能擅自离开，严禁将食物、饮料带入实验室，杜绝在实验室内吸烟。

(4)不违章操作，严防爆炸、着火、中毒、触电、漏电等事故发生。若发生事故，应立即报告指导老师。

(5)保持实验室内清洁、安静，实验台面要干净整齐，与实验无关的物品不得放在台面上。

(6)仪器使用应轻拿轻放，贵重仪器未经指导老师许可不得擅自动用。一旦仪器损坏，应及时报损、补领，不得乱拿、乱用别人的仪器。

(7)使用过的仪器、用具及时清洗干净后，存放于实验柜内。破损仪器、用具要填写报告单并注明原因，由指导老师按规定处理。

(8)固体废物不能投入水槽，废纸、废屑应投入垃圾桶，废酸、废碱、废有机溶剂应分门别类倒入指定的废液缸中。切勿将可燃或易挥发溶剂倒入水槽。

(9)实验结束时，应清理好各自的台面，值日生要负责打扫整个实验室的卫生，关好水、电、门和窗。

(10)严禁将实验室内的仪器、药品携带至实验室外。

### 二、实验注意事项

天然药物化学实验中所用的药品、试剂大多易燃、有毒，有腐蚀性、挥发性、刺激性，甚至爆炸性，实验操作又常在加热加压条件下进行，需要各种热源、电器及其他仪器，操作不慎，易造成火灾、爆炸、中毒或触电事故，因此，要严格遵守操作规程，谨防事故发生。

(1)实验前须认真预习，明确实验目的和要求，充分了解实验原理和操作程序，安排好实验计划，切勿盲目开展实验。

(2)实验开始前应清点仪器、用具，检查仪器是否正常、装置是否正确，合格后才能开始实验。

(3)实验过程中应随时注意实验情况,养成及时记录的习惯,随时如实记录观察到的现象、结果及有关数据。

(4)实验中对自己所做的成品、半成品以及有关的试剂,要随时做好标记,以免混淆。

(5)爱护所使用的仪器,节约药品,公用物品使用后立即放回原处,盖好瓶塞。药匙不能调错,试剂瓶塞不能塞错,以免产生交叉污染。

(6)实验过程中要节约用水、用电。

(7)使用电气设备时应先了解操作规程,不要用湿手触摸电器。

(8)实验完毕,要认真总结,写好实验报告。实验所得的提纯物要包好,贴上标签,交给指导老师。

## 三、实验室安全守则

(1)消防器材应随时处于备用状态,不得随意移动、玩弄消防器材。

(2)使用明火时,实验台面周围不得放置易燃性有机溶剂。

(3)倾倒和存放易燃、易挥发性有机溶剂时要远离火源,切勿倾倒于水池内,必须倒入指定容器内。

(4)加热乙醇、乙醚、石油醚、苯等易挥发可燃的液体时,应根据溶剂沸点选用水浴或油浴加热,且使用装有冷凝管的烧瓶。

(5)加热易燃性有机溶剂时,蒸馏瓶装量不应超过容积的2/3,加热前应放入沸石或一端封死的毛细管,防止暴沸,若在加热时未放沸石则应冷却后再加,不可热时追加;添加溶剂时应离开热源,稍冷后再添,并应重新加入沸石。

(6)蒸馏、回流易燃、易挥发、有毒液体时,仪器装置切勿漏气,冷凝管流出液应用弯接管导入接收瓶,尾气应用橡皮管通往室外或水槽中。

(7)存放于冰箱中的有机溶液须置于带塞容器内,并应注明标签、定时清扫和检查。乙醚、石油醚等闪燃点低的溶剂不能置于冰箱中保存。

(8)乙醚闪燃点低,漏气遇火易引起爆炸,且在蒸馏过程中,产生的过氧化物浓度增加易引起爆炸,故蒸馏乙醚时不可蒸干;使用乙醚进行实验时,应熄灭一切明火。

(9)不得在烘箱内干燥带有机溶剂的仪器或物品。

(10)苦味酸是易爆物,一般保存在水中。

(11)万一不慎引起着火,要保持镇静,立即切断室内所有电源和火源,搬走易燃品,用石棉布或其他物品将着火部位盖严,使其隔绝空气而熄灭,或视火势情况选用不同的灭火器材。实验室使用二氧化碳灭火器较好,其具有不腐蚀、不导电的优点。

(12)使用灭火器应从火的四周向中心扑灭,油浴和有机溶剂着火时切忌用水浇。

(13)若衣服着火,切勿奔跑,应立即脱下衣服或用厚的外衣包裹致熄;较严重者应躺在地上,用附近的自来水将火冲淋熄灭。

(14)加压柱色谱时,要保证色谱柱和储液瓶连接牢固,并注意控制压力,以防装置炸裂。

(15)取用毒物时,勿洒在容器外,勿接触皮肤和口腔,用吸管吸取有毒液体(或烈性液体如强酸、强碱)时,切勿用嘴,要用橡皮球。

(16)室内保持良好的通风状况。

(17)产生毒气的操作应在通风橱中进行，毒物不得随意乱倒。

## 四、急救常识

(1)玻璃割伤。如伤势轻，应及时挤出污血，用消毒后的镊子取出玻璃碎片，用蒸馏水清洗伤口后，涂抹红药水或碘酒，并包扎。如伤势重，应立即用绷带扎紧伤口上方以止血，并立即送医院。

(2)烧烫伤。轻伤涂甘油或硼酸凡士林；重伤送医院。

(3)试剂灼伤。首先用大量清水冲洗灼伤部位。若为酸液灼伤，再用5％碳酸氢钠溶液冲洗；若为碱液灼伤，再用1％硼酸冲洗。最后用清水冲洗，涂上凡士林。

(4)酸液或碱液溅入眼睛。立即用大量清水冲洗，并冲去溅在眼睛外周的酸液或碱液。若为酸液，再用1％碳酸氢钠溶液冲洗；若为碱液，再用1％硼酸溶液冲洗。最后用清水冲洗，滴入蓖麻油。

(5)毒物进入口内。将5～10 mL稀硫酸铜溶液加入一杯温开水中，内服，或用手指伸入咽喉部促使呕吐。严重者急救后送医院。

# 第二节　天然药物化学实验基本技能

## 一、常用提取方法

### （一）渗漉法

渗漉法是将适度粉碎的药材置于渗漉筒中，由上部不断添加溶剂，溶剂渗过药材层向下流动过程中浸出药材成分的方法。渗漉属于动态浸出方法，溶剂利用率高，有效成分浸出完全，可直接收集浸出液。适用于贵重药材、毒性药材及高浓度制剂；也可用于有效成分含量较低的药材提取。但对新鲜、易膨胀、无组织结构的药材不宜选用。该法常用不同浓度的乙醇或白酒做溶剂，故应防止溶剂的挥发损失。

渗漉法的主要设备为渗漉筒，如图1-1所示。

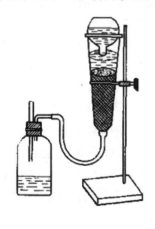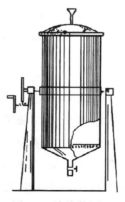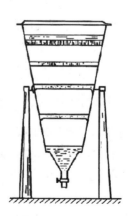

图 1-1　渗漉装置

渗漉法的特点：

（1）溶剂自上而下，由稀渐浓，但始终在药粉和溶剂之间保持连续的浓度差，促进药材成分的溶出。渗漉法相当于无数次浸渍，是一个动态过程，可连续操作，浸出效率高。

（2）渗漉筒底部带有过滤装置，不必单独过滤，节省工序。

（3）冷渗可以保护有效成分。

（4）渗漉过程时间较长，不宜用水做溶剂。

**1. 单渗漉法**

单渗漉法指用一个渗漉筒的常压渗漉方法。其操作一般包括药材粉碎→润湿→装筒→排气→浸渍→渗漉 6 个步骤。

具体操作过程如下：

（1）药材粉碎。粉碎度应适宜，一般以粗粉或最粗粉为宜。过细易堵塞；过粗不易压紧，溶剂消耗量大，浸出效果差。

（2）润湿药粉。药粉应先用适量浸提溶剂润湿，使之充分膨胀，避免药粉在渗漉筒中膨胀而造成堵塞。

（3）药粉装筒。渗漉筒底部铺垫适宜滤材（如棉花、玻璃纤维等），或在活动的多孔底板上覆盖 2~4 层纱布，将已润湿膨胀的药粉分次装入渗漉筒，下部药粉宜粗，上部药粉宜细，层层压紧，表面压平，上部用滤纸或纱布覆盖，并加少量重物，以防加溶剂时药粉浮起。样品高度不超过渗漉筒高度的 2/3。

（4）排除气泡。将渗漉筒底部的活塞旋至开放状态，从药粉上部添加溶剂至渗漉液从出口流出，溶剂浸没药粉表面数厘米，关闭活塞。

（5）药粉浸渍。一般浸渍 24~48 h，使溶剂充分渗透扩散。

（6）渗漉。在渗漉筒下方放置接收容器，打开活塞，放出渗漉液。渗漉液流出速度以1000 g 药材计算，通常为 3~5 mL/min；大量生产时，流速一般为每小时 1/10~1/5 倍于药材体积。渗漉过程中应不断补充溶剂，使溶剂始终浸没药粉。至渗漉液颜色极浅或渗漉液总体积为原药材的 4~5 倍时，不再加入新的溶剂，直至全部液体放出，终止渗漉。

**2. 重渗漉法**

重渗漉法是将多个渗漉筒串联排列，前一个渗漉筒中流出的渗漉液用作下一个渗漉筒中新药粉的溶剂，提高渗漉液浓度、节省溶剂用量的方法。重渗漉法溶剂利用率高，浸出效率高。渗漉液中有效成分浓度高，可不必加热浓缩，避免了有效成分受热分解或挥发损失。但所占容器多，操作较麻烦。

（二）回流提取法

回流提取法是用乙醇等挥发性有机溶剂加热浸提药材成分，馏出的溶剂被冷凝后流回浸出器中，保持溶剂量基本不变，直至药粉内外溶液中的成分达到提取平衡。包括回流热浸法（溶剂用量较多，提取时循环使用，但不能更新）和回流冷浸法（溶剂用量较少，提取时可循环和更新）。该法由于浸提液受热时间较长，故不适用于受热易破坏的药材成分的浸出。

回流提取法的主要设备为回流提取装置，如图 1-2 所示。

### (三)连续回流提取法

连续回流提取法也是回流提取法的一种，提取效率高，节省溶剂，但提取时间较长。提取出的成分在提取瓶中长时间受热，热不稳定的成分易发生结构变化。

实验室常用索氏提取器(又名脂肪抽提器)(图1-3)操作。

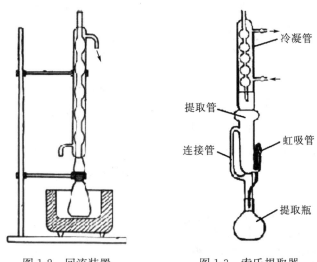

冷凝管

提取管

连接管

虹吸管

提取瓶

　　　图 1-2　回流装置　　　　　　图 1-3　索氏提取器

索氏提取器操作步骤：

(1)把滤纸卷成圆筒，直径与提取器内径相当，封住一端，然后把需要提取的样品放入滤纸筒内，装入提取器。注意滤纸筒既要紧贴器壁，又要方便取放。滤纸筒上可以套一圈棉线，方便提取完成后取出滤纸筒。被提取物高度不能超过虹吸管顶部，否则被提取物不能被溶剂充分浸泡，影响提取效果。被提取物亦不能漏出滤纸筒，以免堵塞虹吸管。如果试样较轻，可以用脱脂棉压住试样。

(2)在提取瓶中加入提取溶剂和沸石(没有沸石可以用玻璃珠或碎瓷片，目的就是防止暴沸)。

(3)连接好提取瓶、提取管和冷凝管，接通冷凝水，水浴加热提取瓶。溶剂沸腾后，蒸气从连接管进入冷凝管，冷凝后的溶剂回流到滤纸筒中，浸提样品。溶剂在提取管内积累，当液面超过虹吸管顶部时，就携带所提取的物质从虹吸管流入提取瓶中。溶剂就这样在仪器内循环流动，把所要提取的物质集中到下面的提取瓶内。

### (四)水蒸气蒸馏法

水蒸气蒸馏法是将含有挥发性成分的药材与水共蒸馏，使挥发性成分随水蒸气一并馏出，经冷凝使挥发性成分和水分相，分取挥发性成分的提取方法。该法适用于具有挥发性、能随水蒸气蒸馏而不被破坏、在水中稳定且难溶或不溶于水的成分的提取。

实验室常用设备为挥发油提取器，如图1-4所示。也可用间接水蒸气蒸馏法，装置如图1-5所示。

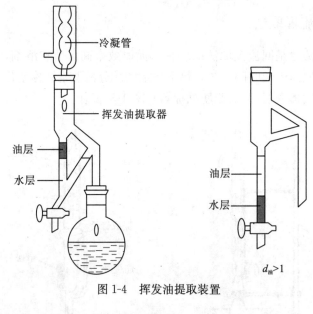

图 1-4　挥发油提取装置

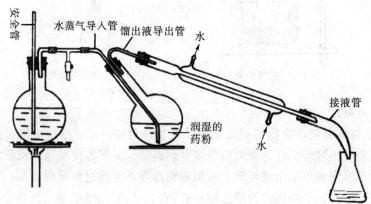

图 1-5　间接水蒸气蒸馏法提取挥发油装置图

## 二、常用分离精制方法

### （一）萃取法

萃取法是利用溶质在互不相溶的溶剂里溶解度不同，用一种溶剂把溶质从另一溶剂所组成的溶液里提取出来的操作方法。萃取分离物质时，使用分液漏斗。

萃取分离物质的操作步骤：

（1）混合。将溶液和萃取溶剂先后倒入分液漏斗中。

（2）振荡。分液漏斗密塞，倒转过来，用力振荡；振荡过程中不时旋转漏斗下端旋塞，放出溶剂蒸气。

（3）静置。将分液漏斗正放在铁架台上，旋转上端玻璃塞，使上面的凹槽正对磨口上的小孔，静置使溶剂体系分相。

（4）分液。当两相溶液界面清晰后，旋转漏斗下面的旋塞使之处于打开状态，从下端放出下层液体，关闭旋塞，从上端倒出上层液体。

## （二）结晶法

结晶法是利用混合物中各成分在同一种溶剂里溶解度不同，或在不同温度下溶解度有显著差异，而将这些成分加以分离的操作方法。一般而言，结晶的形成表明化合物纯度已较高。结晶法是精制固体化合物的重要方法之一。初次析出的结晶往往纯度较低，将不纯的结晶通过再次结晶制成纯度更高的结晶的过程叫重结晶。

从饱和溶液中析出晶体的常见方法有加热蒸发溶剂和降温两种。加热蒸发溶剂的方法多用于水溶液，当固体在水中的溶解度随温度变化不大或欲得到溶液中的全部固体溶质时，采用该方法。操作时，将样品放入蒸发皿中加热，并用玻棒不断搅拌；当溶液中析出较多晶体时，立即停止加热，加速搅拌，防止晶体迸溅。降温结晶使用较普遍，它适用于溶解度随温度变化显著的情况。降温结晶常需先加热，适当浓缩得到热饱和溶液，然后趁热过滤除去不溶性杂质，再冷却结晶，并过滤分离结晶和母液。得到的晶体中可能还含有一些杂质，若要进一步提纯，则应进行重结晶。

# 三、色谱分离方法

## （一）薄层色谱法

薄层色谱（TLC）法是将吸附剂或支持剂在玻璃板或其他薄板上铺成薄层的色谱形式，是色谱法中应用最普遍的方法之一，具有分离速度快，效率高等特点。薄层色谱法适用于微量样品的分离鉴定，在药物化学成分的研究中，其作用包括跟踪反应进程和提取分离进程，检测试剂、原料和产品纯度，为柱色谱选择适当的洗脱剂，应用十分广泛。

### 1. 薄层色谱的吸附剂和支持剂

常用于铺制薄层的吸附剂和支持剂如下。

1）硅胶

硅胶是应用最广泛的吸附剂，微酸性，适用于酸性物质和中性物质的分离。常用的薄层硅胶有以下几种。

（1）硅胶 G（Type 60）。硅胶中添加了 15% 石膏做黏合剂，G 即石膏英文 gypsum 的首字母，Type 60 是指硅胶颗粒的孔径为 60 Å（$6 \times 10^{-9}$ m）。调制的糊状物很快会因为石膏与空气中的二氧化碳生成碳酸钙而凝结。

（2）硅胶 H。不含有石膏及其他有机黏合剂的硅胶，制成薄层后，也有一定的黏合力。适用于分离与石膏有反应的化合物。调制的糊状物可以保存。

（3）硅胶 $HF_{254}$。不含黏合剂，但添加了一种无机荧光粉，在 254 nm 波长的紫外光激发下，产生很强的绿色荧光。适用于分离不易显色或用显色剂能引起化学变化的化合物，或对 254 nm 波长的紫外光有吸收但不产生荧光的化合物。

（4）硅胶 $HF_{254+366}$（Type 60）。不含黏合剂，但添加了两种荧光粉：一种是受 254 nm 波长的紫外光激发产生很强的绿色荧光的无机荧光粉；另一种是受 366 nm 波长的紫外光激发产生浅紫色荧光的有机荧光粉。适用于分离不易显色或用显色剂会引起化学变化的化合物，或对 254 nm 和/或 365 nm 波长的紫外光有吸收的化合物。须注意的是，有机荧光物质能被一些有机溶剂溶解，如用于制备薄层分离，易导致被分离物质重新被污染。

（5）硅胶 HR。纯硅胶，不含有任何黏合剂。适用于需要特别纯的薄层，如被分离物质需要定量测定或用于光谱研究。

上述吸附剂及其预制板均有国产商品出售。铺制软板的硅胶颗粒大小以 140～180 目为宜，太粗，分离效果不好；太细，铺制难度大。

2）氧化铝

氧化铝的应用也很广泛，仅次于硅胶。氧化铝是微碱性吸附剂，适用于碱性物质和中性物质的分离，特别适用于生物碱的分离。

（1）氧化铝 G（Type 60/E）。添加了 5％石膏做黏合剂的氧化铝，Type 60 是指氧化铝颗粒的孔径为 60 Å（$6\times10^{-9}$ m），E 表示制备氧化铝的方法。氧化铝的制备方法代号有两种：E 和 T，其中 E 型适用于一般的分离鉴定。

（2）碱性氧化铝 H（Type 60/E）。不含黏合剂但具有一定的黏合力。

（3）碱性氧化铝 $HF_{254}$（Type 60/E）。黏合剂和无机荧光粉的添加情况同硅胶 $HF_{254}$。

用于铺制软板的氧化铝颗粒应细于 150 目。

3）聚酰胺

聚酰胺薄膜色谱既有氢键吸附色谱的性质，又有分配色谱的性质，既可用于分离酚酸类化合物、醌类化合物、芳香硝基类化合物，又可分离其他类型的化合物，尤其对酚酸类、醌类、芳香硝基类化合物的分离有明显的优势。

市售聚酰胺有很多类型，如锦纶 6、锦纶 66、锦纶 11、锦纶 1010 等，锦纶后面的数字代表取代基或酰胺单元中的碳原子数目。锦纶 6 和锦纶 66 既有亲水性，又有亲脂性，故既可用于分离水溶性成分，又可用于分离脂溶性成分，在色谱中最常用。而锦纶 11 和锦纶 1010 的亲水性较差，不能使用含水量较高的溶剂系统洗脱，也不能喷洒水溶液显色剂，故在色谱中应用较少。

锦纶 6 和锦纶 66 可溶于浓盐酸、甲酸、热的冰乙酸，微溶于乙酸、苯酚，不溶于水、甲醇、乙醇、丙酮、乙醚、三氯甲烷（氯仿）、苯等常用有机溶剂。聚酰胺分子中的酰胺结构对酸尤其是对无机酸的稳定性很差，在加热时就更敏感。碱也会影响聚酰胺的结构。

4）纤维素粉

纤维素薄层色谱是分配色谱，纤维素是支持剂，其上吸附的水才是固定相。纤维素薄层色谱适用于分离极性较大的化合物。

纤维素粉既可购买市售商品，也可自己制备。具体制备方法如下：取脱脂棉或滤纸适量，剪成小块，加 5％盐酸适量，直火加热煮沸 3 h，冷却，过滤。滤集物用蒸馏水洗至无氯离子，然后用乙醇洗涤 3 次，最后用乙醚洗涤 1 次。挥发去溶剂后，于 105 ℃下干燥 2 h。筛取 80～200 目粉，根据需要选取适当细度的颗粒。

5）键合硅胶

键合硅胶是在硅胶表面的硅醇基上化学键合上不同极性的有机基团形成的固定相。若键合基团为低极性的烃基，如十八烷基、辛烷基、乙基等，则为反相键合硅胶；若键合的是极性基团，如氰基（—CN，cyano—），二醇基 [—(OH)$_2$，diol—]，氨基（—NH$_2$，amino—）等，则为正相键合硅胶。

键合硅胶增加了薄层色谱固定相的种类，而且键合硅胶作为薄层色谱的固定相，具有斑点扩散小，重视性好，载样量大等优点，改善了薄层色谱分离的选择性，被广泛用于多种样品的分离。键合硅胶的出现也推动了高效液相色谱法的迅速发展，键合硅胶薄层色谱可为样品的高效液相色谱分离摸索条件。

反相薄层色谱用反相键合硅胶做固定相，展开剂多采用强极性的溶剂或缓冲溶剂，非常适合分离极性较大的化合物；用极性键合硅胶的薄层色谱为正相分配色谱，常采用非极性或极性小的展开剂，适用于低极性和中等极性化合物的分离。

**2. 薄层色谱板的制备**

1）软板的制备

取一根直径为 3～5 mm 的玻棒，在两端各缠几圈胶布或线绳。所缠胶布的圈数或线绳的粗细根据所需制备的薄层厚度而定，胶布或线绳之间的距离根据所需制备的薄层宽度而定，一般用于分析的薄层厚度为 0.25～0.5 mm，用于制备的薄层厚度为 0.5～1 mm。取干燥洁净的玻璃板，固定一端，以防推动玻棒时玻璃板移动。将干的吸附剂或支持剂撒在玻璃板上，将玻棒压在玻璃板上（胶布圈或线绳圈须放在玻璃板的两侧上），将吸附剂或支持剂朝着一个方向推动，即成薄层。薄层必须光滑、平整、厚度均匀，才能获得良好的分离效果。如果所用吸附剂或支持剂颗粒太细，铺板有困难，可用磨砂玻璃板。氧化铝和硅胶都可采用该法制备软板薄层。

纤维素和聚酰胺用上述干法铺制薄层较困难，常需用溶剂调匀后铺层，即湿法铺层。湿法铺层所用溶剂，纤维素粉可用水，也可用有机溶剂（如丙酮），纤维素粉与丙酮的用量比为 1∶（5～6）；聚酰胺可用氯仿-甲醇（2∶3）混合溶剂或苯-甲醇（2∶3）混合溶剂，聚酰胺与溶剂的用量比为 1∶9。例如，制备纤维素软板时，可取纤维素粉 2 g，加 6～8 mL 水，搅拌均匀后倒在玻璃板上，轻轻敲打玻璃板，使纤维素粉糊分布均匀，静置于水平台上，待水分蒸发后，于 105 ℃下干燥 30 min。

聚酰胺薄层也可采用如下方法自制。取无色干净锦纶丝，用乙醇加热浸泡 2～3 次，除去蜡质等。称取 1 g 洗净的锦纶丝，加 85% 甲酸 6 mL，在水浴上加热至溶解，再加 70% 乙醇 3 mL，继续加热至完全溶解成透明胶状溶液。将该溶液适量倒在水平放置的洁净干燥的玻璃板上，向四面推匀，厚度约为 0.3 mm，太厚会导致干后开裂。将铺好的薄层放在盛温水的盘上，使盘中水蒸气能熏湿薄层，盘子用玻璃板盖严，放置 1 h 后薄层完全固化，呈不透明白色，再放置数小时后，泡在流水中洗去甲酸，空气中晾干后，在烘箱中80 ℃恒温加热活化 15 min，保存于干燥器中。

注意：聚酰胺对热酸很不稳定，故在制备过程中尽量缩短与酸的接触时间。

2）硬板的制备

国内外市场上都有预制好的薄层色谱板，支撑底板有玻璃、塑料、铝片等，可用玻璃刀或剪刀切割成所需大小，使用方便，但价格略贵。

当制备大的薄层色谱板或用于定量的薄层色谱板时，最好使用专用的薄层色谱板涂布器，以使制备的薄层色谱板表面平整、厚薄均匀，减少实验误差。而日常普通的定性鉴定试验中，由于所用的玻璃板规格较多，大小长短不一，故常用手工铺制。

手工铺制薄层色谱板的方法：取调制好的吸附剂或支持剂适量，倒在玻璃板上，用玻棒涂匀，轻轻敲击玻璃板，使涂层厚薄均匀，表面平坦光滑，然后静置于水平台上晾干，活化后保存。为使每次涂布的薄层色谱板厚薄相同，可固定单位面积的玻璃板上的吸附剂或支持剂用量。

(1)黏合剂。铺制硬板的常用黏合剂有石膏、羧甲基纤维素钠(CMC—Na)、淀粉。石膏常被加入硅胶或氧化铝中制成硅胶 G 或氧化铝 G 出售。CMC—Na 的常用浓度为 0.3%~0.5%。铺制时取薄层色谱硅胶 30 g(或氧化铝 50 g)，加入 100 mL 0.5% 的 CMC—Na 水溶液，调制成均匀的糊状即可铺层。用淀粉做黏合剂，可将薄层色谱硅胶 28.5 g 和淀粉 1.5 g 混匀，加入 75 mL 水，在沸水浴上加热，不断搅拌，直到形成均匀黏稠的糊状物，即可铺层。用 CMC—Na 或淀粉做黏合剂铺层的薄层色谱板较硅胶 G 板或氧化铝 G 板硬，可用铅笔在薄层上写字。

(2)硅胶硬板。称取市售硅胶 G 或硅胶 $GF_{254}$ 30 g，置于研钵或锥形瓶中，加入 60~90 mL 蒸馏水，调成均匀的糊状，即可铺层。如有气泡，可加入乙醇 1~2 滴消泡。从往吸附剂中加水到涂布结束，整个过程不应超过 4 min，否则吸附剂中的石膏会凝固。如果往已凝固的吸附剂中继续加水，虽然也可铺成薄层，但板的硬度会下降。铺成的湿板静置于水平台上在室温条件下晾干，在烘箱中活化，活化条件根据需要而定，常在 105 ℃下加热活化 30 min，然后保存于干燥器中。活化温度不得超过 128 ℃，否则会引起石膏脱水，失去黏合力。硅胶 G 也可自己配制：称取色谱用硅胶(300 目)85 g，加入煅石膏粉 15 g，混匀即得。1 g 硅胶 G 可涂布 5~7 块载玻片。

用硅胶 H 或含有荧光剂的硅胶 H 铺层，用水量为硅胶的 3~4 倍。因不含石膏，故涂布时间不受限制。活化通常在 120 ℃下加热 1 h 即可。

在室温下晾干的未经活化的硅胶薄层板的分离效果也很好，只是这种板常受空气湿度的影响，斑点的比移值变化较大，结果较难重复。在进行分配色谱时，需用硅胶中含有的水分做固定相，故不需要活化，湿板在室温中晾 12~14 h 后即可使用。

(3)氧化铝硬板。称取市售氧化铝 G 25 g，置于研钵或锥形瓶中，加入 50 mL 蒸馏水，调成糊状，即可铺层。如有气泡，可加入乙醇 1~2 滴消泡。同样，因为吸附剂中含石膏，故要求操作快速，从往吸附剂中加水到涂布结束，整个过程不应超过 4 min，否则吸附剂将凝固。室温干燥后，置于烘箱中，在 200~220 ℃下活化 4 h，即得活度为 Ⅱ 级的氧化铝薄层板，在 150~160 ℃下活化 4 h，即得活度为 Ⅲ~Ⅳ 级的氧化铝薄层板，然后保存在干燥器中。

3)薄层色谱板活度的测定

取偶氮苯 30 mg，对甲氧基偶氮苯、苏丹黄、苏丹红和对氨基偶氮苯各 20 mg，溶于 50 mL 四氯化碳(经氢氧化钠干燥后重新蒸馏)中。取该溶液 20 μL，点于待测活度的氧化铝薄层上，用干燥的四氯化碳展开。根据各染料的比移值确定其活度等级(表 1-1)。

表 1-1 各染料的比移值与氧化铝薄层活度的关系

| 染料 | Ⅱ级 | Ⅲ级 | Ⅳ级 | Ⅴ级 |
|---|---|---|---|---|
| 偶氮苯 | 0.59 | 0.74 | 0.85 | 0.95 |
| 对甲氧基偶氮苯 | 0.16 | 0.49 | 0.69 | 0.89 |
| 苏丹黄 | 0.01 | 0.25 | 0.57 | 0.78 |
| 苏丹红 | 0.00 | 0.10 | 0.33 | 0.56 |
| 对氨基偶氮苯 | 0.00 | 0.03 | 0.08 | 0.19 |

硅胶薄层板一般不需要测定活度。如需测定活度，可称取二甲氨基偶氮苯、靛酚蓝和苏丹红各 10 mg，溶于 1 mL 氯仿中，取该溶液 5~10 μL 点于待测活度的硅胶薄层上，用正己烷－乙酸乙酯(9:1)展开。如果能将三种染料分开，且它们的比移值大小顺序为对二甲氨基偶氮苯>靛酚蓝>苏丹红，则该硅胶薄层的活度相当于Ⅱ级氧化铝。

**3. 点样**

在距离薄层下端 1~1.5 cm 处标记点样原点，将被检样品用合适的溶剂溶解，用管口平整的毛细管吸取样品溶液，轻轻接触点样原点，使样品溶液从原点处扩散，直径不超过 2~3 mm，如果一次加样量不够，可在溶剂挥发后，重复点样。样品量太少，样品中含量少的成分不易检出，但量太多又会导致斑点过大互相交叉或拖尾，得不到好的分离效果。如需做定量分析，点样需用刻度精细的微量注射器点样。一张薄层上如需点几个样时，各点间隔为 0.5~1 cm，且在同一水平线上。

样品溶液的浓度为 0.01%~1%。用于制备样品溶液的溶剂，最好采用与展开剂极性相近或挥发性高的溶剂，或先把样品溶于少量易溶溶剂，再用一种极性小的溶剂稀释。

制备薄层的样品浓度常为 5%~10%，点样一般为条带形式，点样条带不可太宽，如点样带太宽，用高极性的溶剂将薄层板展开至点样带上端约 2 cm 处，可起到浓缩的作用。

**4. 展开**

1)展开剂的选择

展开剂主要使用低沸点的有机溶剂，一般市售的分析纯或化学纯试剂即可。展开剂的选择主要根据化合物的极性、吸附性、溶解性、在溶剂中的分配系数和溶剂的极性。常用溶剂的极性次序为石油醚<环己烷<苯<无水乙醚<氯仿<乙酸乙酯<正丁醇<丙酮<乙醇<甲醇。

最常用的溶剂系统为 Neher 和 Von Arx 体系，其极性次序为苯－乙酸乙酯(50:50)<氯仿－乙醚(60:40)<环己烷－乙酸乙酯(20:80)<乙酸丁酯<氯仿－甲醇(95:5)<氯仿－丙酮(70:30)<苯－乙酸乙酯(30:70)<乙酸丁酯－甲醇(99:1)<苯－乙醚(10:90)<乙醚<乙醚－甲醇(99:1)<乙醚－二甲基甲酰胺(99:1)<乙酸乙酯<乙酸乙酯－甲醇(99:1)<苯－丙酮(50:50)<氯仿－甲醇(90:10)<二噁烷(二氧六环)<丙酮<甲醇<二氧六环－水(90:10)。也有 3~4 种溶剂混合使用的。

为能较快速地选到合适的展开溶剂，可采用微型圆心法进行预试验：在薄层上点几个样品斑点，按极性大小选几种溶剂，分别用毛细管吸取放到斑点中心，观察斑点展开情况。如某种溶剂不能使样品展开，而另一种溶剂又使样品展开很快，即可换用一种极性在此两种之间的溶剂去展开，或适当调配这两种溶剂的比例。

须注意，市售溶剂中常含少量杂质，如乙醚中含有少量水，氯仿中含有 1% 的乙醇，会大大改变对混合物的分离能力，故在选择展开剂时一定要注意溶剂的规格，否则得不到重复的结果。

对于酸性或碱性物质的薄层，可在展开剂中加入酸类(甲酸、乙酸)或碱类(二乙胺、吡啶、氨水、氢氧化钠液)以抑制拖尾。

2）展开

点样后的薄层挥去溶剂后，须在密闭容器中展开。展层缸的样式很多，可根据薄层板的大小选用。

展开方式有上行、下行、近水平、单向、双向、多次展开等，最常用的是上行展开。但软板只能用近水平式，即板与水平成 15°左右的角。硬板可近垂直地放入展层缸中。展开操作时，将薄层板点有样品的一端浸入展开剂约 0.5 cm 深。当溶剂前沿接近薄层板的另一端时，即可取出，置于空气中自然干燥；硬板可用热风吹干或烘干。须注意，展开时样品斑点不得浸入展开剂中。

展开前，薄层板最好先用展开剂蒸气饱和，以避免边缘效应，即同一张薄层上同一化合物出现在中间与两边的比移值有差异。其起因是，在色谱形成过程中，溶剂不断从色谱板表面蒸发，而蒸发速度从色谱板中间到两边逐渐增加；当用混合溶剂展开且薄层板较宽时，由于不同溶剂的挥发性不同，导致薄层板中间与两边的溶剂比例不同。

**5. 显色**

展开结束后，应先在紫外线下观察有无紫外吸收、荧光斑点，标出斑点位置，再用适宜的显色剂显色。软板与硬板的显色法不同。

1）软板的显色法

软板因未加黏合剂，不宜直接喷洒显色剂，否则可能将吸附剂吹散，导致整个试验失败。

喷雾法：展开结束后，趁薄层上的溶剂尚未挥发呈潮湿状态，立即喷洒显色剂。该法不适用于低沸点的展开剂，如乙醚、丙酮等。

碘蒸气法：展开结束后，挥尽薄层上的展开剂，放入碘蒸气饱和的密闭器皿中显色，许多物质能与碘生成棕色的斑点。

压板法：展开结束后，挥去薄层上的部分展开剂，趁尚有少许展开剂残留在薄层上时，用另一大小相同的清洁玻璃板，上涂均匀的显色剂，立即覆盖在薄层上，压紧，显色。须注意，残留的展开剂须适当，太干，吸附剂会粘到另一玻璃板上，破坏色谱；太潮，不能立即显色，或不能得到清晰的色谱；涂的显色剂量太少，不能全部显色；量太多，吸附剂会被糊化。该法要求显色剂溶液的黏度较大，才能在玻璃板上涂成均匀薄层。

侧吮法：展开结束后，挥尽薄层上的展开剂，将薄层的一侧微微浸入显色液中，让显色液从垂直方向进入薄层，至显色液扩及全部薄层，取出，加热干燥，即可显出清晰斑点。但如果被检物质会被显色液展开，该法即不适用。

2）硬板的显色

展开结束后，挥尽薄层上的展开剂，将显色剂直接喷洒于硬板上，根据显色剂的不同，有的立即显色，有的需加热至一定温度才能显色。如各种方法都不能显色，可以采用有背景荧光的薄层，观察暗斑，或加热碳化。

显色后的薄层，如需长期保存，可于薄层上贴一透明胶纸，或用火棉胶保护薄层。

3）制备薄层的观察

最好采用物理方法，如日光下确定有色化合物的条带，紫外光下确定有荧光的化合物条带，用荧光板确定有紫外吸收的化合物条带。

### (二)柱色谱法

**1. 常用填料**

1)硅胶

硅胶是最常用的柱色谱填料,既可用于吸附色谱,又可用于分配色谱。硅胶是硅酸凝胶经加热脱水生成的多孔性 —Si—O—Si— 交联结构,表面具有很多硅醇基,是硅胶的吸附活性中心。硅醇基对水有很强的吸附力,故硅胶容易吸水。所吸水分为游离水,在100 ℃左右加热能被可逆地除去。吸附了水分的硅醇基失去吸附活性,故游离水含量超过17%的硅胶的吸附力很弱,可作为正相分配色谱的支持剂。

硅胶的活化是在120 ℃下烘24 h。但因为硅胶能很快地从空气中吸附水蒸气,故活化后的硅胶须趁热倒入能密闭的干燥容器中保存。

须注意,硅胶在170 ℃以上加热即会失去少量结合水,在500 ℃下加热会不可逆地失去结合水,使硅醇结构变为硅氧环结构,而硅胶的吸附能力主要由硅醇基数量决定,故加热温度过高,硅胶的吸附力不增反降。若加热至1100 ℃,则结合水尽失,硅胶失去极性吸附性(表1-2)。

**表1-2　硅胶和氧化铝的游离水含量与活度的对应表**

| 活度 | 硅胶的游离水含量/% | 氧化铝的游离水含量/% |
| --- | --- | --- |
| Ⅰ级 | 0 | 0 |
| Ⅱ级 | 5 | 3 |
| Ⅲ级 | 15 | 6 |
| Ⅳ级 | 25 | 10 |
| Ⅴ级 | 38 | 15 |

硅胶柱色谱中,硅胶的用量根据硅胶的活度、被分离样品中各组分的差异而定,如果是吸附色谱,硅胶用量常为样品量的30~60倍,如果分离难度大,可增加至样品的200~500倍;如果是分配色谱,硅胶用量为样品量的100~1000倍,甚至达10000倍。

2)氧化铝

氧化铝也为极性吸附剂,主要用于亲脂性化合物的分离。柱色谱用的氧化铝颗粒一般为100~150目,也有用更细的氧化铝,如200~300目,分离效果更好,但流速很慢,需添加加压或减压装置。

(1)碱性氧化铝:直接由氢氧化铝高温脱水制得,一般工业氧化铝用水洗至水洗液的pH为9~10,经高温活化后即可供色谱用。主要用于对弱碱稳定的生物碱类、甾体类、醇类等化合物的分离,对醛、酮可能导致聚合反应,一般不用。

(2)中性氧化铝:碱性氧化铝用蒸馏水煎煮除去碱性成分,反复处理至水提液的pH为7.5,或用5%醋酸煮沸处理,再用水洗至pH为7.5,经高温活化后即可使用。可用于醛、酮、醌、某些苷类、内酯类等的分离。

(3)酸性氧化铝:工业氧化铝加酸处理,然后用热水洗至水洗液呈刚果红或浅紫色,经高温活化即得。主要用于一些酚酸类化合物的分离。

氧化铝的吸附活性主要由其含水量决定，在一定温度下加热除去其中的水分可使其活化，往活度较高的氧化铝中加入一定量的水可降低其活性。氧化铝的活化操作如下：将需活化的氧化铝铺在金属盘中，厚度不超过 3 cm，在马弗炉中 400 ℃左右加热 6 h，趁热倒入能密闭的干燥容器中，可获得Ⅰ～Ⅱ级活度的氧化铝。须注意，活化温度不可过高，否则会引起氧化铝内部结构发生变化，造成氧化铝吸附力不可逆下降。

如果准备的氧化铝活度高于分离所需，应对活度较高的氧化铝降活。可通过加入一定量的水，搅拌均匀，再在密闭容器中储存 3～4 h 或更长时间，不时振摇，得到所需活度的氧化铝，加水量可根据表 1-2 计算。

柱色谱中，氧化铝的用量常为样品量的 20～50 倍。

3）聚酰胺

聚酰胺装柱前应先用 600 目筛除去细粉，再脱除小分子聚合物和蜡状物质，以避免在色谱过程中它们被洗脱剂洗脱下来，污染被分离物。脱除小分子聚合物和蜡质的操作方法如下：首先筛除细粉的聚酰胺粉末，用 90%～95%乙醇浸泡，不断搅拌，排除气泡后湿法装入色谱柱中，用 3～4 倍量的 90%～95%乙醇洗涤，至洗涤液澄明且蒸干后无残留物；然后用 2～3 倍量的 5%氢氧化钠水溶液、1 倍量的蒸馏水、2～3 倍量的 10%乙酸水溶液洗涤；最后用水洗至中性，备用。

聚酰胺的载样量较大，100 mL 聚酰胺粉可上样 1.5～2.5 g，可视具体情况增减。

4）活性炭

用于色谱的活性炭常有以下 3 类。

（1）粉末状活性炭：是活性炭中吸附力最强的一类。色谱用粉末活性炭一般采用药用或化学纯规格，出厂前都经过杂质处理和金属限量检查，可直接使用。工业用活性炭在使用前需预处理，除去金属离子等杂质。粉末活性炭在色谱中应用较少，原因有两个：一是颗粒太细，色谱过程中的流速太慢，需加压或减压操作；二是吸附力太强，很多化合物会被牢牢吸附而难以洗脱。

（2）颗粒状活性炭：颗粒较粉末状活性炭大，总表面积较小，故吸附力和吸附量较次。但对天然药物成分的吸附选择性较高，在色谱过程中的流速较快。

（3）锦纶－活性炭：用锦纶做黏合剂，将粉末状活性炭制成颗粒，故总表面积较颗粒状活性炭大，但较粉末状活性炭小。因为锦纶有脱活作用，故锦纶－活性炭的吸附力较前两类弱，但对成分的吸附选择性较高，流速快。适用于分离前两种活性炭对被分离物吸附力太强而不易洗脱的情况。

在首次分离某样品时，通常先选用颗粒状活性炭。如果因该类活性炭对被分离物的吸附较差而导致分离失败，可改用粉末状活性炭；如果因该类活性炭对被分离物吸附力过强而不能洗脱，或因难以洗脱导致洗脱溶剂用量太大、流份不集中，可改用锦纶－活性炭。

活性炭装柱前一般需要在 150 ℃下加热 4～5 h，除去其上吸附的大部分气体。锦纶－活性炭的加热温度为 100 ℃，因为锦纶在较高温度下会变形。一般先将活性炭用蒸馏水浸泡 1 h，不断搅拌，除去活性炭中的气泡，再用湿法装柱。

5）树脂

树脂泛指合成高分子化合物，包括离子交换树脂、大孔吸附树脂等。前者又根据可交换基团的性质和解离程度分为强酸性阳离子交换树脂、弱酸性阳离子交换树脂、强碱性阴离子交换树脂、弱碱性阴离子交换树脂等；后者又根据高聚物的极性分为非极性、中等极性和极性吸附树脂等，各种类型的树脂又根据交联度、粒径等划分出多种规格，市售品种多样，可供分离纯化选用。

### 2. 柱色谱硅胶和氧化铝的活性测定

1）薄层色谱法

取一洁净干燥的玻璃板，在两侧做好点样线标记，并自点样线始，每隔 1 cm 做一个刻度标记。将待测活度的氧化铝按干法在标记好的玻璃板上铺制软板，将含有对甲氧基偶氮苯、苏丹黄、苏丹红Ⅲ、对氨基偶氮苯和偶氮苯的四氯化碳溶液（见薄层色谱板活度的测定）点在点样线上。将薄层板置于密闭的展层缸中，将点样端浸入展开剂中，但展开剂不可浸没样点，另一端稍垫高，使板与水平成 20°～30°角。用干燥的四氯化碳展开，待溶剂前沿离点样线 10 cm 处取出，观察各染料斑点的位置，根据玻板两侧的刻度，直接读出各染料的比移值。各种染料在薄层板上的比移值与氧化铝活度的关系见表 1-3。

表 1-3　薄层色谱各种染料的比移值与氧化铝活度的关系

| 染料 | Ⅱ级 | Ⅲ级 | Ⅳ级 | Ⅴ级 |
|---|---|---|---|---|
| 偶氮苯 | 0.61～0.68 | 0.69～0.85 | 0.86～0.94 | >0.94 |
| 对甲氧基偶氮苯 | 0.18～0.45 | 0.46～0.71 | 0.72～0.90 | >0.90 |
| 苏丹黄 | 0.10～0.26 | 0.27～0.58 | 0.59～0.78 | >0.78 |
| 苏丹红Ⅲ | 0.00～0.11 | 0.12～0.36 | 0.37～0.58 | >0.58 |

2）细玻管法

取内径为 3 mm、长 105～110 mm 的细玻管，一端用棉花塞住，使空管长 100 mm。将吸附剂装入玻管，不断敲打振动或墩管，使吸附剂装填紧密。

用毛细管吸取 0.02%～0.05% 染料-苯溶液，转移到玻管中的棉花上；氧化铝用对氨基偶氮苯，硅胶用对二甲氨基偶氮苯。将玻管放入装有苯的小试管中展开，当溶剂前沿上升到玻管内的吸附剂顶端时，取出，观察色带位置，计算其比移值，根据表 1-4 判断吸附剂活度。

表 1-4　细玻管法测定氧化铝和硅胶活度的比移判断标准

| 活度 | 染料的比移值 | |
|---|---|---|
| | 氧化铝（对氨基偶氮苯） | 硅胶（对二甲氨基偶氮苯） |
| Ⅰ级 | 0 | 0.15 |
| Ⅱ级 | 0.12 | 0.55 |
| Ⅲ级 | 0.24 | 0.65 |
| Ⅳ级 | 0.46 | |
| Ⅴ级 | 0.54 | |

### 3. 色谱柱的装填

将填料装入粗细合适的色谱柱，使色谱床具有适当的高度。太低，分离效果不好；太高，会由于扩散或拖尾影响分离效果。吸附色谱柱的内径与柱长之比一般为 1：10～

1∶20，分配色谱柱的径高比可达 1∶40，凝胶渗透色谱柱的径高比甚至可达 1∶100。色谱柱的装填要求均匀、紧实，表面平整。

　　1）干法装柱

　　将色谱柱管垂直固定。如果柱管下端无砂板，需往柱管底部填入少量棉花或玻璃丝。打开柱管下端旋塞，在柱管上端架一细颈漏斗，倒入全部填料，在填料漏下的同时，用橡胶管敲打柱子两侧，一直敲打至填料床面不再下降。如有必要，可用油泵从柱管下端抽真空，会使柱子装填得更紧实。

　　2）湿法装柱

　　将色谱柱管垂直固定。如果柱管下端无砂板，需往柱管底部填入少量棉花或玻璃丝。把填料用初始洗脱剂混匀，除去气泡。往柱管中倒入初始洗脱剂至柱管的 1/3 左右，打开柱管下端旋塞，调节至溶剂恰成线流。振摇用洗脱剂润湿的填料使其悬浮均匀，一次性倒入柱管中，在填料沉降的同时，用橡胶管敲打柱子两侧，一直敲打至床面不再下降。

　　如装氧化铝柱，可往空柱管中定量倒入初始洗脱剂，打开柱管下端旋塞使洗脱剂恰成线流，同时将填料慢慢撒入，使其均匀沉降，不时用橡胶管敲击柱管，帮助填料带入的气泡溢出。填料加完后，继续放出洗脱剂，同时敲击柱管使填料床表面平整。至液面与床面齐平，关闭色谱柱下端旋塞。测量放出的洗脱剂体积，计算加入柱管中的洗脱剂与放出的洗脱剂的体积差，便是色谱柱内包含的洗脱剂体积。

　　干柱色谱的分离效果比湿法装填的色谱柱高，可达到薄层色谱的分离效果，故可将用薄层色谱摸索的最佳分离条件直接套用到干柱色谱上。但干柱色谱的样品容量较湿法装填的色谱柱小，如硅胶吸附色谱中硅胶用量一般是样品量的 100～300 倍。

### 4. 上样

　　1）溶液上样

　　将样品用适量的初始洗脱剂溶解，过浓会导致吸样的吸附剂结块，过稀会导致上样带过宽，均会影响分离效果。

　　如果是湿法装填的色谱柱，上样前将色谱床上方的溶剂从底部放出，至液面恰与床面齐平，关闭色谱柱底部旋塞。用移液管吸取样品溶液，靠着色谱床上方柱管内壁轻轻放出样品溶液，至样品溶液全部转移至色谱床顶面，打开色谱柱底部旋塞，放出溶剂直至液面与床面齐平，关闭旋塞。用少量洗脱剂洗涤样品容器，用移液管转移至色谱床上，同时洗涤色谱床上方柱管内壁黏附的样品溶液；然后打开旋塞，放出溶剂直至液面与床面齐平，关闭旋塞。如此洗涤样品容器和柱管内壁 2～3 次，然后加入更多洗脱剂至色谱床上面的溶剂层有 5 cm 以上，撒入干净填料或细沙至 3 cm 以上，往溶剂层中塞入一团棉花或玻璃纤丝缓冲，开始洗脱。

　　如果是干法装填的色谱柱，上样前先确认柱底部旋塞打开，再用移液管吸取样品溶液，靠着色谱床上方的柱管内壁快速轻柔地放出样品溶液，尽快使样品溶液盖住色谱床顶部。样品溶液全部转移至色谱床顶部后，迅速用少量洗脱剂洗涤样品容器，等到色谱床顶部的液面要降至色谱床时，快速轻柔地将洗涤液转入柱内，同时洗涤色谱床上方柱管内壁附着的样品溶液。如此洗涤样品容器和柱管内壁两次后，加入洗脱剂洗脱。

　　须注意，每次在添加溶液或洗脱剂至色谱床上时，一定要轻柔，不可冲坏色谱床面。

2)拌样上样

如果样品在初始洗脱剂中溶解较差，可用适量的易溶解样品的低沸点有机溶剂溶解样品，加入相当于样品量2～5倍的填料，拌匀(须保证全部填料被润湿，如果溶液量少，可适当稀释)，室温或低温减压干燥后，研细，过筛。

如果是湿法装填的色谱柱，上样前将色谱床上方的洗脱剂从底部放出，至液面高出床面3～5 cm时关闭旋塞，从色谱床上方均匀撒入拌样填料，使其均匀沉降至色谱床顶部。至全部拌样填料转移至柱内后，打开柱底部旋塞，放出洗脱剂，至柱内液面降至与色谱床面齐平，关闭旋塞。用少量洗脱剂洗涤样品容器。将洗涤液小心转移至色谱床上方，同时冲下附着在色谱柱管内壁上的拌样填料，打开旋塞，至液面降至与床面齐平，关闭旋塞。其余操作同溶液上样法。

如果是干法装填的色谱柱，则直接将全部拌样填料铺在色谱床顶部，然后用少量洗脱剂洗涤样品容器，用移液管将洗涤液转移至色谱床顶部，操作方法同干柱的溶液上样。洗涤两次后，加入洗脱剂洗脱。

切记：只要样品上到色谱床上，就不可再振动色谱柱。

**5. 洗脱**

1)洗脱剂的确定

对于硅胶或氧化铝等极性吸附剂的色谱柱，极性溶剂的洗脱能力较非极性溶剂的洗脱能力强。洗脱剂的选用一般从低极性溶剂开始，然后往起始溶剂中加入更高极性的溶剂，逐步增加洗脱剂的极性，将吸附在吸附剂上的成分依次洗脱下来，达到分离的目的。

硅胶或氧化铝色谱柱的洗脱剂的选择，常通过薄层色谱来寻找。通常的做法如下：先用石油醚、环己烷、苯、氯仿、乙酸乙酯等单一溶剂展开，如果最前沿斑点的比移值为0.2～0.3，则该溶剂可作为基础溶剂；然后用该溶剂与其他溶剂组合，比较薄层色谱结果，选择能使所需斑点与其他斑点分离效果最好的溶剂组合，用基础溶剂稀释1倍后，作为柱色谱的起始溶剂。

干柱色谱的洗脱条件摸索，常将各种吸附剂用干推法制成薄层软板，点样后用不同溶剂系统展开，在紫外光下观察或用显色剂显色，选择各斑点间比移值差异大、斑点圆、斑点数最多的展开剂作为干柱色谱的分离条件。须注意，要使干柱色谱的分离效果达到薄层色谱的分离效果，所用填料须与薄层色谱完全相同，即同一批号并一起预处理的填料。

对于活性炭、聚酰胺等非极性吸附剂的色谱柱，洗脱剂的选用一般是水和与水混溶的有机溶剂(如醇、丙酮)的混合物，洗脱能力由弱到强的顺序为水<浓度由低到高的醇<1%～5%苯酚水溶液<7%～15%苯酚乙醇溶液<吡啶水溶液等，梯度洗脱时所用洗脱剂的洗脱能力逐渐增强。如仍有部分物质没被洗脱下来，可用适当有机溶剂或3.5%氨水溶液洗脱。

2)洗脱

一般采用的洗脱剂是对薄层色谱分析得到的展开剂的配比，用极性较低的组分溶剂再稀释1倍。

一般干柱色谱的洗脱，至洗脱剂到达色谱柱底端即告结束；如果被分离物质较难分离，可适当延长洗脱时间，但不可继续洗脱过长时间，否则干柱色谱就逐渐变成湿柱色谱。

切记：湿柱从装柱开始，干柱从上样开始，直至洗脱结束，色谱床顶部不可暴露于液面外。

3）洗脱流份的检查和合并

洗脱流份的检查采用薄层色谱。对于硅胶或氧化铝柱色谱，常用相同吸附剂的薄层，所用展开剂常采用洗脱剂的溶剂组合，但洗脱能力一般控制斑点的比移值都在 0.2~0.6 之间。活性炭、聚酰胺、大孔吸附树脂、反相填料等柱色谱的流份检查，常用硅胶薄层，展开剂的选择要求展开斑点尽可能多，斑点比移值都在 0.2~0.6 之间。

柱色谱的各洗脱流份检查后，合并主要成分相同的流份；如有组分较纯的流份，不要和含较多杂质的流份合并。

## 四、溶液的浓缩

天然药物化学实验中，需浓缩的溶液几乎都含有乙醇或其他有机溶剂，故不能采用敞口蒸发浓缩。天然药化实验常用的浓缩操作方法如下。

### （一）常压蒸馏法

常压蒸馏装置如图 1-6 所示。该法适用于浓缩有效成分受热不易分解、低沸点有机溶剂，尤其是乙醚、二氯甲烷、氯仿、石油醚、乙酸乙酯等的提取液。

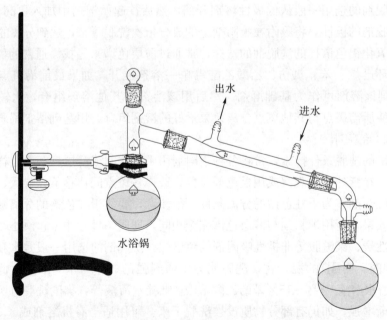

图 1-6　常压蒸馏装置图

### （二）旋转蒸发器的使用方法

旋转蒸发器的工作原理有两个：一是降低蒸馏体系的压力，从而降低溶剂的沸点，使溶液在较低温度下即可蒸除溶剂，得以浓缩；二是利用蒸发瓶的旋转形成不断更新的蒸发表面，而且瓶壁附着的溶液增大了蒸发表面积，同时，真空泵强制溶剂蒸气流入冷凝管被冷凝又使蒸发瓶中的溶剂蒸气压保持在较低水平，从而大大提高溶剂的蒸发速度。

操作方法如下：

(1)在水浴锅中加入 2/3～4/5 的水，接通旋转蒸发器和真空泵的电源，检查旋转蒸发器和真空泵是否能正常工作，包括电机转动、水浴锅加热、真空情况等。

(2)检查旋转蒸发器和冷凝水、真空泵连接正确，溶剂接收瓶用联合夹扣紧，检查系统气密性，设定水浴锅温度。

(3)将待浓缩溶液转移入蒸发瓶，溶液体积不超过蒸发瓶容积的 2/3，保证瓶口洁净。

(4)开启真空泵，打开冷凝水，将蒸发瓶接到穿过电机的玻璃轴或聚四氟乙烯塑料轴上，扣上联合夹，关闭排空进料阀，调节电机高度，使蒸发瓶内外液面基本一致。

(5)待真空泵上的气压表显示蒸馏系统内为负压，调节主控制板上的电机旋钮，使蒸发瓶慢慢旋转起来，开始浓缩。

(6)浓缩完毕，调节主控制板上的电机旋钮使电机停转，将排空进料阀旋至排空状态，待真空泵上的气压表显示蒸馏系统内的压力与大气压持平，关闭真空泵，取下联合夹，一手固定穿过电机的轴管，一手将蒸发瓶拧松，取下蒸发瓶，将浓缩物转移出来，用少量溶剂洗涤蒸发瓶，收集洗涤液，清洗蒸发瓶。

(7)如溶剂接收瓶快满需转移溶剂，将电机停转，将排空进料阀旋至排空状态，一手托着溶剂接收瓶，另一手取下联合夹，待蒸馏系统内压力升至大气压，关闭真空泵，取下接收瓶，将回收溶剂转移至其他容器内。

如需要浓缩的溶液量多，旋转蒸发也可连续进样，操作方法与上述的差异仅在第(3)、(4)步：在排空进料阀尾端连接一根细长管伸入蒸发瓶，加料口下方接一根进样管；将干净蒸发瓶接到穿过电机的轴管上，扣上联合夹；开启真空泵，打开冷凝水；将进样管浸没在待浓缩液面下，将排空进料阀旋至进样状态，开始进料，进料量不超过蒸发瓶容积的 2/3；调整蒸发瓶高度，使蒸发瓶内外液面基本一致；关闭排空进料阀，调节电机旋钮，使蒸发瓶慢慢旋转起来，开始浓缩。如浓缩到一定程度，需添加待浓缩溶液，可停转电机，将排空进料阀旋至进料状态；进料完成后，可将排空进料阀旋至排空状态，将溶剂接收瓶中的回收溶剂转移至其他容器后，再继续浓缩，也可直接关闭排空进料阀，继续浓缩。

# 第二章　验证性实验

## 第一节　天然药物化学成分系统预试验

### 实验一　葫芦巴、虎杖、艾叶化学成分的系统预试验

化学成分预试验是为了初步检识某天然药物中含有哪些化学成分，其目的有两个：一是根据工作需要，有重点地检查某类成分，叫做单项预试法；二是用简单的定性方法对天然药物所含各类成分进行较全面的定性检查，叫做系统预试法[1]。

对预试验要求简便、快速，结果正确。预试验较常采用试管试验，但由于天然药物提取液大多具颜色，会干扰对试管内颜色变化的观察，故可采用纸片法，即把样品点在滤纸上，再滴上试剂，让它们在纸上反应，观察颜色变化。如果结果还难以判断，可进一步采用薄层色谱法，将各类成分初步分离后再喷各类显色剂，可提高判断的精确度[2]。

### 一、目的要求

(1)学习天然药物化学成分系统预试验的方法及结果判断。

(2)掌握天然药物中各类化学成分的常用检识方法。

### 二、实验原理

天然药物中的化学成分，根据极性、官能团不同，都能采用一定的溶剂和一定的方法提取出来，而很多类型的化合物都具有该类型的特有化学反应，包括显色反应、沉淀反应，故这些反应可用于判断提取物所含的化合物类型。但预试验所用的检识反应往往专属性不是很高，或各类成分之间存在干扰，故预试验结果也可能不正确，只能供参考。

### 三、实验材料与仪器、用具

葫芦巴粉末，虎杖粉末，艾叶。

氯仿，95%乙醇，甲醇，无水乙醇，石油醚，醋酐，冰醋酸，吡啶，浓硫酸，浓盐酸，浓氨水，双氧水，碘化铋钾，碘化汞钾，硅钨酸，镁粉，无水氯化铝，氢氧化钠，硼酸，醋酸镁，碳酸钠，4-氨基安替比林，铁氰化钾，盐酸羟胺，氯化铁，3，5-二硝基苯甲酸，亚硝酰铁氰化钠，占吨氢醇，明胶，硫酸铜，茚三酮，溴酚蓝，α-萘酚，酒石酸钾钠，苦味酸钠。

研钵，具塞试管或具塞锥形瓶，蒸发皿，100 mL分液漏斗，100 mL圆底烧瓶，球形冷凝管，玻璃试管(15 mm×100 mm)，试管架，胶头滴管，5 mL刻度移液管，洗耳球，三角玻璃漏斗，滤纸，pH试纸，硅胶G预制薄层板，点样毛细管，展层缸，铁架台，喷雾瓶。

中药粉碎机，千分电子天平，水浴锅，旋转蒸发器，水环式真空泵，三用紫外分析仪，电热鼓风干燥箱。

## 四、实验方法及注意事项

### 1. 供试样品制备

1）水浸液

取药材粉末 5 g，加 50 mL 用氯仿饱和的蒸馏水，搅拌使药粉全部润湿，浸泡过夜，搅拌，吸取 3 mL 提取液供检查氨基酸、多肽、蛋白质用。其余药液带药渣用 60 ℃水浴加热 1 h，不时搅拌，过滤，滤液供检查糖、多糖、有机酸、皂苷、苷类、酚类、鞣质等。

2）乙醇提取液

取药材粉末 5 g，加 95％乙醇 50 mL，水浴回流 1 h，过滤，滤液回收乙醇成浸膏。

乙醇浸膏置研钵中，加 20 mL 2％盐酸捏溶，分出酸水液，供检查生物碱用。

剩余浸膏取部分，用 10 mL 甲醇溶解，过滤，滤液供检查黄酮类、醌类、鞣质、苷类、有机酸、香豆素、萜类、内酯、甾体等。

如果待试材料为叶，醇提液含大量叶绿素，会强烈干扰预试结果判断，故需在预试前尽量除去叶绿素。常用萃取法除叶绿素：药材的 95％乙醇提取液加入适量水，使乙醇浓度成 70％左右，摇匀后用等体积的石油醚振摇萃取两次，分取下层的 70％乙醇液，减压回收乙醇得糖浆状乙醇浸膏。

3）石油醚提取液

取中药粉末 1 g，加石油醚（60～90 ℃）10 mL，浸泡 2～3 h，过滤，滤液置蒸发皿中挥去石油醚，残留物供检查萜类、甾体、脂肪等。

### 2. 试管和滤纸片预试验[1-3]

1）生物碱检查

（1）改良碘化铋钾试剂。取乙醇浸膏的酸水提液 1 mL，加入改良碘化铋钾试剂 1～2 滴，如生成橙红色沉淀，可能含有生物碱。

（2）碘化汞钾试剂。取乙醇浸膏的酸水提液 1 mL，加入碘化汞钾试剂 1～2 滴，如有浅黄色或白色沉淀生成，可能含有生物碱。

（3）硅钨酸试剂。取乙醇浸膏的酸水提液 1 mL，加入硅钨酸试剂 1～2 滴，如有浅黄色或灰白色沉淀生成，可能含有生物碱。

2）黄酮类检查

（1）盐酸－镁粉反应。取乙醇浸膏的甲醇溶液 1 mL，加镁粉少许，滴入浓盐酸数滴（必要时沸水浴加热 3 min），如显红紫色，可能含有黄酮类化合物。如不加镁粉，只加入盐酸即显红色，可能有花青素存在。

（2）铝盐络合反应。取乙醇浸膏的甲醇溶液点在滤纸上，晾干后，喷 1％氯化铝乙醇溶液，干燥后，日光下斑点呈黄色，365 nm 紫外光下显黄色或黄绿色荧光，可能有黄酮类化合物存在。

（3）氨熏试验。取乙醇浸膏的甲醇溶液点在滤纸上，放在氨蒸气上熏 1 min，立即在

365 nm 紫外光下观察，若有明显黄色斑点，且离开氨蒸气数分钟后，黄色荧光消褪，可能有黄酮类化合物存在。

3）蒽醌类检查

（1）碱液试验。取乙醇浸膏的甲醇溶液 1 mL，加入 1％氢氧化钠溶液 1 mL，显红色、红紫色或蓝色，再加入少量 30％双氧水，加热后颜色不褪，酸化后如颜色褪去，表明含有蒽醌及其苷。

（2）硼酸络合试验。取乙醇浸膏的甲醇溶液点于滤纸上，喷 1％硼酸水溶液，如呈黄橙、红色荧光，表明含有蒽醌及其苷。

（3）醋酸镁试验。取乙醇浸膏的甲醇溶液 0.5 mL，加入 0.5％醋酸镁试剂 2～3 滴，若呈橙、蓝、紫等色，可能含有羟基蒽醌类（颜色随羟基数目、位置而定）。

4）香豆素类检查

（1）荧光试验。取乙醇浸膏的甲醇溶液点在滤纸上，在 365 nm 紫外光下观察，如有蓝色荧光，加 1 滴氨水后，荧光变成黄色，可能含有香豆素及其苷。

（2）香豆素显色反应。取乙醇浸膏的甲醇溶液点于滤纸上，先喷 0.5％碳酸钠水溶液，放于 60 ℃恒温箱中加热 20 min，再依次喷 0.9％ 4-氨基安替比林和 0.4％铁氰化钾水溶液，呈紫红色斑点者，可能含有香豆素及其苷。

（3）异羟肟酸铁试验（内酯反应）。取乙醇浸膏的甲醇溶液 1 mL，加 3 滴盐酸羟胺饱和乙醇液和 10 滴氢氧化钠饱和乙醇液，水浴加热至有气泡产生（反应开始），冷却，加 5％盐酸使呈弱酸性，再加 5 滴 1％氯化铁溶液，如呈橙红色或紫色，表明含有香豆素及其苷类，或其他内酯、酯类化合物。

5）皂苷类检查

（1）泡沫试验。取热水提取液 1～2 mL 于试管中，激烈振摇，若产生大量泡沫，放置 10 min 以上，甚至加入乙醇，泡沫也不明显减少，表明含有皂苷。另取两支试管，各加热水提取液 1 mL，一管内加 5％氢氧化钠水溶液 2 mL，另一管加入 5％盐酸水溶液 2 mL，用力振摇两试管 1 min，观察两管出现泡沫情况，如两管的泡沫高度相似，表明为三萜皂苷；如含碱液管比含酸液管的泡沫高数倍，表明有甾体皂苷。

（2）醋酐－浓硫酸试验（Liebermann-Burchard 反应）。取乙醇浸膏的甲醇溶液 3 mL，水浴挥干，残留物用 1 mL 冰醋酸溶解，加入 1 mL 醋酐，摇匀，滴入 1 滴浓硫酸。如有皂苷或甾醇、三萜类化合物，交界面出现红色，渐变为紫—蓝—绿色等，最后褪色（三萜皂苷最后变蓝色，甾体皂苷最后变绿色）。

（3）氯仿－浓硫酸试验（Salkowshi 反应）。取乙醇浸膏的甲醇溶液 1 mL，水浴挥干，用 2 mL 氯仿溶解残留物，沿管内壁滴加浓硫酸 2 mL，若氯仿层出现红色、硫酸层有绿色荧光，表明含有皂苷或甾醇、三萜类化合物。

6）强心苷检查

（1）碱性 3，5-二硝基苯甲酸（Kedde 试剂）反应。取乙醇浸膏的甲醇溶液 0.5 mL，加 Kedde 试剂 3～4 滴，如呈红色或紫色，可能含有甲型强心苷。（针对五元不饱和内酯环）

（2）亚硝酰铁氰化钠（Legal 试剂）反应。取乙醇浸膏的甲醇溶液 1 mL，水浴挥干，用 1 mL 吡啶溶解残留物，加入 0.3％亚硝酰铁氰化钠水溶液 4～5 滴，混匀，再加入 1～2 滴 10％氢氧化钠水液，摇匀，若显红色，且颜色逐渐消褪，可能含有甲型强心苷。（针对五

元不饱和内酯环)

（3）占吨氢醇(Xanthydrol)反应。取乙醇浸膏的甲醇溶液 1 mL，水浴挥干，加 1 mL 占吨氢醇试剂(10 mg 占吨氢醇溶于 100 mL 冰醋酸，加入 1 mL 浓硫酸)，沸水浴加热 3 min，如显红色，可能含有强心苷。（针对 α-去氧糖）

7）酚类和鞣质检查

（1）氯化铁试验。取乙醇浸膏的甲醇溶液或热水提液 3 滴于试管中，加 1％氯化铁溶液 1 滴，如出现蓝、绿、紫色，可能含有酚类或鞣质（必要时可加热）。如供试样品液颜色太深，可采用滤纸试验，即取样品溶液点于滤纸上，晾干后喷 1％氯化铁溶液 1 滴，观察颜色变化。

（2）氯化铁－铁氰化钾试剂。取热水提液或乙醇浸膏的甲醇溶液点于滤纸上，喷氯化铁－铁氰化钾试剂，呈明显蓝色，表明有酚类存在。

（3）明胶沉淀试验。取热水提取液 5 mL，或乙醇浸膏的甲醇溶液 5 mL 挥干，用 5 mL 水溶解，过滤，加入明胶试液 1～2 滴，出现浑浊或白色沉淀，可能含有鞣质。如未出现浑浊，可加一滴 0.1 mol/L 盐酸，观察是否有浑浊。如需进一步明确是一般酚类还是鞣质，可用明胶或生物碱沉淀鞣质，滤除沉淀后再检查酚羟基。

8）挥发油检查

（1）油斑试验。取石油醚提取液滴于滤纸上，能自然挥干或加热后挥干者，应含有挥发油；如油斑不消失，可能含有油脂或类脂体。

（2）芳香味。如水浸液有香味，可能含有挥发油。

9）氨基酸、多肽、蛋白质检查

（1）双缩脲(Biuret)试验。取冷水提液 0.5 mL，加入 1％氢氧化钠溶液 1～2 滴，滴加 0.5％硫酸铜试液 2 滴，摇匀，出现紫色、红紫色，表明含多肽或蛋白质。

（2）茚三酮(Ninhydrin)试验。取冷水提液 0.5 mL，加入茚三酮试剂 1～2 滴摇匀，在沸水浴上加热数分钟，出现蓝色、紫色或红紫色，表明含有氨基酸、多肽或蛋白质。也可将试液滴于滤纸上，烤干，喷茚三酮试剂，再于 100 ℃下加热 2～5 min，观察是否呈色。

10）有机酸检查

（1）pH 试纸检查。用 pH 试纸检查热水提液和乙醇浸膏的甲醇溶液，pH 在 3 以下表示含有机酸。

（2）溴酚蓝试验。取乙醇浸膏的甲醇溶液点于滤纸上，喷 0.1％溴酚蓝的乙醇液，如在蓝色背景上显黄色斑点，可能含有机酸。若不明显，可再喷氨水，然后暴露在氯化氢气体中，背景逐渐由蓝色变为黄色，而有机酸盐斑点变为蓝色。

11）还原糖、多糖、苷类检查

（1）Molish 反应。取热水提液或乙醇浸膏的甲醇溶液 1 mL，加 10％ α-萘酚 2～3 滴，摇匀，倾斜试管，沿管内壁轻缓加入浓硫酸 1 mL，界面出现紫红色环，表示含糖类或苷类。

（2）斐林(Fehling)反应。取热水提液 1～2 mL，加入新配制的斐林试剂 1 mL，沸水浴 2～3 min，产生棕红或砖红色沉淀（氧化亚铜），表明含还原糖。若试液加入 10％硫酸煮沸 5～10 min，冷后用氢氧化钠溶液中和，再加斐林试剂 1 mL，沸水浴 2～3 min，产生的沉淀比水解前多，表示含多糖或苷。

12）氰苷类检查

生药粉末适量，置于试管中，加入 5％硫酸溶液 3～5 mL，混匀，在试管口置一条苦味酸钠试纸（不得接触溶液），试管在沸水浴上加热十几分钟，如试纸呈红色，表示该生药含有氰苷。

### 3. 薄层色谱检查

1）生物碱检查

吸附剂：碱性氧化铝（Ⅲ 级，干法铺板）；硅胶 G（稀碱湿法铺板）。

展开剂：氯仿－甲醇。

显色：UV；碘化铋钾。

2）黄酮检查

（1）吸附剂——聚酰胺。

展开剂：①乙醇－水（3：2）；②水饱和的正丁醇－乙酸（100：1 或 100：2）；③ 苯－甲醇－丁酮（6：2：2）；④ 丙酮－水（1：1）；⑤ 95％乙醇－乙酸（100：2）；⑥ 丙酮－95％乙醇－水（2：1：2）。

显色：UV；1‰氯化铝－乙醇。

（2）吸附剂——硅胶 $GF_{254}$。

展开剂：①甲苯－甲酸甲酯－甲酸（5：4：1）；②苯－甲醇（95：5）；③苯－甲醇－乙酸（7：1：1）；④氯仿－甲醇（8.5：1.5 或 7：0.5）；⑤甲苯－氯仿－丙酮（4：2.5：3.5）；⑥丁醇－吡啶－甲酸（4：1：0.2）。如用于黄酮苷，可用去活化的硅胶 G 薄层，展开剂除适当调整极性溶剂的比例外，还需加水。

显色：UV；1‰氯化铝－乙醇。

3）蒽醌检查

吸附剂：硅胶 G。

展开剂：Pet-EtOAc。

显色剂：UV→黄色荧光；5％氢氧化钠→红色。

4）香豆素及其苷检查

吸附剂：酸性硅胶 G 或硅胶 G 或酸性氧化铝。

展开剂：甲苯－EtOAc－HCOOH（5：4：1）。

显色剂：UV→蓝色荧光；异羟肟酸铁试液→红色。

5）皂苷检查

支持剂：硅胶 G。

展开剂：氯仿－甲醇－水（14：5：1）。

显色剂：10％磷钼酸乙醇溶液；黄绿色或藏青色背景上呈蓝色。

6）强心苷检查

吸附剂：硅胶 G 或中性氧化铝。

展开剂：$n$-BuOH－HAc－$H_2O$（4：1：5）。

显色剂：碱性 3，5-二硝基苯甲酸试液→紫红色；碱性苦味酸试液→橙红色。

7)酚类和鞣质检查

吸附剂：聚酰胺；硅胶；硅胶－石膏－水(5∶1∶7)调成糊状，涂成薄板，室温晾干后 105 ℃下烘 4 min。

展开剂：①EtOH－HAc(100∶2)；②$n$－BuOH－EtOAc－$H_2O$(5∶4∶1)，上相；③苯－MeOH(95∶5)。

显色剂：10%氯化铁试液；1%氯化铁乙醇溶液－1%铁氰化钾水溶液(1∶1)；显蓝紫色斑点。

8)挥发油检查

吸附剂：硅胶 G，80 ℃下烘 30 min。

展开剂：①石油醚(30~60 ℃)；②石油醚(60~90 ℃)－乙酸乙酯(9∶1)。

显色剂：香兰醛－硫酸试剂，喷后烘烤显色。

9)氨基酸、多肽、蛋白质检查

吸附剂：硅胶 G。

展开剂：①$n$－BuOH－$H_2O$(1∶1)；②$n$－BuOH－ HAc－$H_2O$(4∶1∶5)。

显色剂：0.5%茚三酮丙酮溶液，喷雾后于 110 ℃烘箱放置 5 min，显蓝紫色或紫色。

10)有机酸检查

吸附剂：硅胶 G 或酸性氧化铝。

展开剂：$C_6H_6$－EtOH。

显色剂：0.1%溴酚蓝试液→黄色。

11)还原糖、多糖、苷类检查

吸附剂：硅胶 G 或纤维素。

展开剂：$n$－BuOH－HAc－$H_2O$(4∶1∶5)；15%醋酸。

显色剂：苯胺－邻苯二甲酸。

### 4. 径向纸色谱预试法[3]

取一张圆形滤纸(略大于用于展层的培养皿)，用点样毛细管吸取样品溶液，点于距圆心 1.0~1.5 cm 的圆周上，同时点 8~10 个样品原点。挥干溶剂后，在滤纸中心穿一小孔(直径为 0.2~0.3 cm)，用一张滤纸条卷成直径为 0.2~0.3 cm 的纸芯，穿过滤纸中心，然后放在盛有展开剂的培养皿上，使滤纸芯接触展开剂，上方覆盖另一培养皿，进行展层。当溶剂前沿接近培养皿边缘时，取出滤纸，挥干溶剂后，将各色谱带剪开，分别喷不同的显色剂。根据滤纸上出现的色斑，判断样品所含化合物种类。

### 5. 注意事项

(1)系统预试结束后，首先判断反应结果明显的成分，作出初步结论。某些反应的结果不十分明显，应对供试液进行分部处理，再进行检识或选择别的试剂进行检识。

(2)判断薄层色谱后的各反应结果时，应进行综合考虑。例如，酚类的检识为阳性反应时，可能是简单酚类化合物、鞣质以及黄酮、蒽醌、香豆素等含酚羟基化合物。此时应配合这些化合物的其他检识反应，方能作出合理的判断。

## 五、思考题

(1)在制备水浸液时，为什么要用氯仿饱和的蒸馏水？

(2)根据实验结果，写出葫芦巴、虎杖、艾叶分别含有的化学成分类型。

(3)为什么在干扰严重、难以判断时，薄层色谱可提高判断的可靠性？

# 第二节　苯　丙　素　类

## 实验二　秦皮中七叶苷、七叶内酯的提取、分离和鉴别

秦皮为木犀科植物苦枥白蜡树(*Fraxinus rhynchophylla* Hance)、小叶白蜡树(*F. bungeana* DC.)或秦岭白蜡树(*F. paxiana* Lingelsh.)的干燥枝皮或干皮，具有清热燥湿、收涩、明目之功效，临床用于热痢、泄泻、赤白带下、目赤肿痛、目生翳膜等症。秦皮中主要化学成分为香豆素类化合物，其中七叶苷和七叶内酯被证明为治疗痢疾的有效成分[4]。

## 一、基础理论

七叶内酯 R=H
七叶苷 R=—Glu

秦皮素 R=H
秦皮苷 R=—Glu

(1)七叶苷(Aesculin)：又名七叶枝苷(Esculin)。分子式，$C_{15}H_{16}O_9$；相对分子质量，340.3；$[a]_D$ $-78.4$($c=2.5$，50%二氧六环)；为倍半水合物，针晶(热水)，mp. 204~206 ℃；溶于沸水、热乙醇、甲醇、吡啶、醋酸，难溶于冷水。

(2)七叶内酯(Aesculetin)：又名七叶素(Esculetin)。分子式，$C_9H_6O_4$；相对分子质量 178.1；棱柱状结晶(冰醋酸)或叶状结晶(真空升华)，mp. 268~270 ℃；易溶于热乙醇及冰醋酸，溶于稀碱显蓝色荧光，几不溶于乙醚及沸水。

(3)秦皮素(Fraxetin)：又名白蜡树内酯(Eraxetol)。分子式，$C_{10}H_8O_5$；相对分子质量，208.2；片晶(乙醇水溶液)，mp. 227~228 ℃；150 ℃时变为黄色，熔化时变为棕色；溶于乙醇及盐酸水溶液，微溶于乙醚及沸水。

(4)秦皮苷(Fraxin)：又名白蜡树苷(Paviin, Fraxoside)。分子式，$C_{16}H_{18}O_{10}$；相对分子质量，370.3；水合物为黄色针晶(水或稀乙醇)，无水物 mp. 205 ℃(迅速加热)；易溶于热水及热乙醇，不溶于乙醚，微溶于冷水。

## 二、目的要求

(1)掌握秦皮中七叶苷和七叶内酯的提取分离方法。

(2)了解天然药物中苷和内酯成分的鉴别方法。

## 三、实验原理

七叶苷和七叶内酯均能溶于热乙醇中，故用热乙醇将二者提取出来，并利用二者在乙酸乙酯中溶解度的不同进行分离[5]。

## 四、实验材料与仪器、用具

秦皮药材；七叶内酯、七叶苷对照品；95％乙醇，氯仿，乙酸乙酯，甲醇，醋酸，甲酸，盐酸，无水硫酸钠，氢氧化钠，盐酸羟胺，氯化铁。

药匙，250 mL、100 mL、50 mL 圆底烧瓶，冷凝管，100 mL 玻璃量筒，250 mL 分液漏斗，500 mL 烧杯，抽滤瓶，布氏漏斗，三角抽滤漏斗，试管（15 mm×100 mm），10 mL、1 mL 刻度移液管，洗耳球，胶头滴管，滤纸，硅胶 GF$_{254}$ 预制薄层板，点样毛细管，展层缸，喷雾瓶，铁架台。

中药粉碎机，电子天平，水浴锅，旋转蒸发器，水环式真空泵，三用紫外分析仪。

## 五、实验方法及注意事项

### 1. 秦皮中七叶苷和七叶内酯的提取分离[4,5]

秦皮中七叶苷和七叶内酯的提取分离流程如图 2-1 所示。

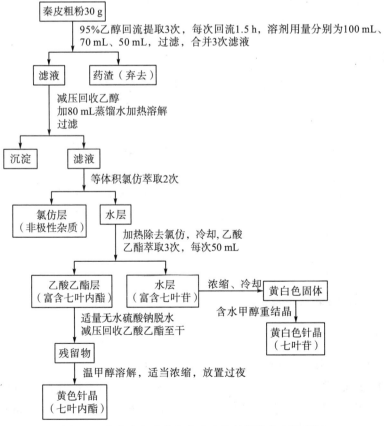

图 2-1　秦皮中七叶苷和七叶内酯的提取分离流程图

**2. 七叶苷、七叶内酯的鉴定**

1)荧光

取样品少许，加入乙醇 0.5 mL 溶解，用毛细管滴于滤纸上，在紫外灯下观察荧光颜色。在原斑点上滴加一滴 1% 氢氧化钠溶液，观察荧光颜色的变化。

2)异羟肟酸铁反应

取样品少许，加乙醇 0.5 mL 溶解，加新配制的 10% 盐酸羟胺甲醇溶液数滴，1% 氢氧化钠 6 滴，水浴加热 2 min，冷却后加 5% 盐酸数滴，调 pH 至 3~4，加 5% 氯化铁 2~3 滴，观察颜色变化(溶液呈红→紫红色)。

3)薄层色谱鉴别

取七叶内酯对照品、七叶苷对照品、自制七叶内酯和七叶苷各 1 mg 左右，分别用 1 mL 左右甲醇溶解。

用点样毛细管分别吸取七叶内酯和七叶苷对照品溶液、自制七叶内酯和七叶苷样品溶液各 2 μL 左右，分别点于同一硅胶 G 预制薄层的不同原点。

以 $CHCl_3-CH_3OH-HCOOH$(6∶1∶0.5)为展开剂，上行展开约 4 cm，取出，晾干。先在紫外灯下观察荧光，做好标记后，喷氯化铁试剂显色。

**3. 注意事项**

(1)分离提取时注意检查七叶苷和七叶内酯是否提取完全。

(2)分离提取过程在通风橱中进行。

## 六、思考题

(1)试根据薄层色谱中荧光斑点的位置判断哪个是七叶苷、哪个是七叶内酯？为什么？

(2)如何用最简便的方法确定天然药物中有内酯类成分？

# 实验三　南五味子中总木脂素的提取、分离与结构鉴定

南五味子为华中五味子(*Schisandra sphenanthera* Rehd. Et Wits.)的干燥成熟果实，是一种常用中药，具有补肾、强壮、安神和镇咳的作用，治疗神经衰弱、支气管炎等症，对迁延性、慢性病毒性肝炎患者，有较好的降血清谷丙转氨酶(SGPT)作用。

南五味子的主要药效成分是木脂素类，其中五味子酯甲、乙、丙和丁对小鼠四氯化碳中毒性肝炎模型有降转氨酶作用；而五味子酯戊和五味子甲素具有镇咳作用；南五味子的总木脂素已在临床用于治疗肝炎。

## 一、基础理论

(1)五味子酯甲(Schisantherin A)：分子式，$C_{30}H_{32}O_9$；相对分子质量，536.6；长方形结晶(乙醇)，mp. 122~124 ℃(116~118 ℃)；$[\alpha]_D^{28}-175°$($c=0.12$，氯仿)；易溶于苯、氯仿和丙酮，可溶于甲醇、乙醇，难溶于石油醚，不溶于水。UV $\lambda_{max}^{EtOH}$ nm (logε)：221(4.69)，254 肩(4.07)，285 肩(3.56)。$IR_{KBr}$ $\nu_{max}$ cm$^{-1}$：3550，3440(羟基)，1735(羧

基），1630，1605，1510（芳环），1320，1290（与酯乙、丙区别的特征峰）。

(2)五味子酯乙(Schisantherin B)：分子式，$C_{28}H_{34}O_9$；相对分子质量，514.6；柱晶(甲醇)，mp. 80~81 ℃；$[\alpha]_D^{28} -37°$($c=0.12$，氯仿)；易溶于苯、氯仿和丙酮，可溶于甲醇、乙醇，难溶于石油醚，不溶于水。UV $\lambda_{max}^{EtOH}$ nm (logε)：221(4.69)，260 肩(4.01)，295 肩(3.42)。IR$_{KBr}$ $\nu_{max}$ cm$^{-1}$：3540(羟基)，1715，1700(羰基)，1640，1600，1505(芳环)，1352，1235(与酯甲、丙区别的特征峰)。

(3)五味子酯丙(Schisantherin C)：分子式，$C_{28}H_{34}O_9$；相对分子质量，514.6；柱晶(甲醇)，mp. 99~101 ℃；$[\alpha]_D -151°$($c=1.04$，氯仿)。UV $\lambda_{max}^{EtOH}$ nm (logε)：220(4.69)，260 肩(4.00)，295 肩(3.37)。IR$_{KBr}$ $\nu_{max}$ cm$^{-1}$：3530(羟基)，1710，1690(羰基)，1640，1600，1505(芳环)。

(4)五味子酯丁(Schisantherin D)：分子式，$C_{29}H_{28}O_9$；相对分子质量，520.5；针晶(甲醇)，mp. 108~110 ℃；$[\alpha]_D^{22} -180.1°$($c=1.07$，氯仿)。UV $\lambda_{max}^{EtOH}$ nm (logε)：230(4.68)，260 肩(4.00)，285 肩(3.46)。IR$_{KBr}$ $\nu_{max}$ cm$^{-1}$：3540(羟基)，1730(羰基)，1625，1500(芳环)。

(5)五味子酯戊(Schisantherin E)：分子式，$C_{30}H_{34}O_9$；相对分子质量，538；针晶(氯仿-苯)，mp. 218~219 ℃；$[\alpha]_D -203°$($c=1.02$，氯仿)。UV $\lambda_{max}^{EtOH}$ nm (logε)：227(4.63)，260 肩(4.00)，295 肩(3.46)。IR$_{KBr}$ $\nu_{max}$ cm$^{-1}$：3480，3390(羟基)，1715(羰基)，1590(芳环)。

(6)五味子甲素(Deoxyschizandrin E)：分子式，$C_{24}H_{32}O_6$；相对分子质量，416.5；菱柱状结晶(甲醇)，mp. 116~117 ℃；$[\alpha]_D +108.6°$($c=5.89$，氯仿)。溶于乙酸乙酯、丙酮、甲醇，不溶于水。UV $\lambda_{max}^{EtOH}$ nm (logε)：218(4.54)，252 肩(4.07)，285 肩(3.27)。IR$_{KBr}$ $\nu_{max}$ cm$^{-1}$：2840(OCH$_3$)，1610，1595(芳环)。

五味子酯甲　R= —COC$_6$H$_5$

五味子酯乙　R=

五味子酯丙　R=

五味子酯丁　　　　　五味子酯戊　　　　　五味子甲素

## 二、目的要求

(1)掌握木脂素的提取方法，用结晶法纯化五味子酯甲和五味子甲素。

(2)要求得到 1~2 个单体化合物，并鉴定其结构。

## 三、实验原理

南五味子中的木脂素都能溶于甲醇、乙醇等极性有机溶剂，所以可以用乙醇将它们从药材中提取出来。又利用这些化合物易溶于氯仿、苯等低极性溶剂，而用氯仿萃取，使其中的木脂素与极性较大的化合物分离。由于各化合物在提取物中的含量及其在同一溶剂中的溶解度不同，使它们依次析晶纯化。

## 四、实验材料与仪器、用具

南五味子药材；95％乙醇，氯仿，甲醇，苯，香兰素，硫酸。

药匙，500 mL 烧杯，1000 mL、500 mL、50 mL 圆底烧瓶，球形冷凝管，500 mL 量筒，布氏漏斗，抽滤瓶，500 mL 分液漏斗，三角抽滤漏斗，玻璃试管（15 mm×100 mm），10 mL、1 mL 刻度移液管，洗耳球，长胶头滴管，滤纸，硅胶 GF$_{254}$ 预制薄层板，点样毛细管，展层缸，喷雾瓶，铁架台。

电子天平，电炉、电热鼓风干燥箱，中药粉碎机，水浴锅，旋转蒸发器，水环式真空泵，三用紫外分析仪。

## 五、实验方法及注意事项

### 1. 药材预处理

取南五味子药材 150 g，加蒸馏水浸没，煮沸 2 次，每次保持微沸 2 h，除去水溶性杂质。残渣滤干，于 70～80 ℃下鼓风干燥，粉碎。

### 2. 总木脂素提取

取水处理后的南五味子粉末 100 g，加 500 mL 95％乙醇，水浴回流提取1.5 h，过滤，收集滤液；残渣再加 300 mL 95％乙醇，水浴回流提取 1 h，过滤，收集滤液；残渣再用 300 mL 95％乙醇回流提取 1 h，过滤，弃滤渣。

合并 3 次乙醇提取液，减压回收乙醇至流浸膏状，加入蒸馏水混悬，使终体积约为 150 mL，转入 500 mL 分液漏斗中。用氯仿振摇萃取 3～4 次，第一次 150 mL，以后每次 100 mL，分取氯仿层，合并。

### 3. 结晶法分离纯化单体化合物

减压回收氯仿至干，残留物用 20 mL 甲醇回流溶解，过滤，滤液用滤纸覆盖，室温放置数天，可析出结晶。粗晶加 5 倍量苯加热溶解，滤除不溶物，滤液回收苯至干。残留物用 95％乙醇加热溶解，加水至醇浓度为 70％～75％，放置析晶，滤取结晶Ⅰ。

滤出结晶Ⅰ的母液，继续室温放置析晶。粗晶加 5 倍量苯热溶，滤出不溶物，滤液加入适量甲醇（将要产生浑浊前）混匀，放置析晶，滤取结晶Ⅱ。

滤出结晶Ⅱ的母液，蒸除溶剂至干，残留物加入 10 mL 甲醇热溶，然后覆盖滤纸，室温放置，观察是否结晶。如有结晶，滤取，粗晶用甲醇重结晶，纯化，得结晶Ⅲ。

**4. 所得结晶的纯度检查（薄层色谱鉴定）**

取自制各结晶样品 1 mg 左右，分别用约 1 mL 氯仿溶解，制得样品溶液。

用点样毛细管分别吸取各样品溶液，分别点于同一硅胶 $GF_{254}$ 预制薄层的不同原点上。每个样品溶液点 3 个原点，点样量分别为低（1 $\mu L$）、中（5 $\mu L$）、高（25 $\mu L$）。

用石油醚（60～90 ℃）－乙酸乙酯（6∶1）或苯－乙酸乙酯（6∶1）为展开剂，上行展开约 4 cm，取出，晾干。

在 254 nm 紫外光下观察暗斑，做好标记后，喷 0.5％香兰素－硫酸显色剂，110 ℃下加热 5 min 显色。

**5. 结晶的结构鉴定**

取纯度在 90％以上的结晶样品 5～10 mg，溶于 0.5 mL 氘代氯仿，转入核磁管中，测定样品的 $^1$H-NMR 和 $^{13}$C-NMR 谱。确定化合物结构。

**6. 注意事项**

（1）结晶速度不可太快，以免结晶内包裹过多母液，影响纯化效果。
（2）用苯的实验步骤应在通风橱内进行。

## 六、思考题

（1）请问在粉碎药材前要先用水煎煮的目的是什么？
（2）请写出你所得化合物的结构，并归属核磁谱中的质子信号和碳信号。

# 实验四　水飞蓟素的提取和水飞蓟宾的分离纯化

水飞蓟（*Silybum marianum* L. Gaertn）又称水飞雉、乳雉子，是菊科水飞蓟属植物，原产南欧、北非，我国自 20 世纪 70 年代初引种，目前江淮、渭河、黑龙江等流域大面积种植。水飞蓟在欧洲、非洲已有几千年的药用历史，主要用于治疗肝脏疾病。

水飞蓟素（Silymarin）是从水飞蓟果实中提取的活性提取物，主要含水飞蓟宾（Silybin）、水飞蓟宁（Silydianin）、水飞蓟亭（Silychristin）、水飞蓟醇（Silybonol）等黄酮木脂素类化合物，具有保肝利胆、抗脂质过氧化、抗辐射、清除自由基和抗胃溃疡等作用，临床用于治疗肝炎、胆囊炎等疾病，对牛皮癣、皮肤过敏、动脉硬化、高胆固醇血症也有很好的疗效，并已扩展和应用到保健和美容化妆等领域[7-9]。

## 一、基础理论

（1）水飞蓟宾（Silybin）：分子式，$C_{25}H_{22}O_{10}$；相对分子质量，482.44；类白色结晶性粉末，无臭、味微苦涩，有引湿性；mp. 180 ℃，无水物 mp. 158 ℃（180 ℃分解）；易溶于丙酮、乙酸乙酯、吡啶、热甲醇，可溶于甲醇、乙醇和碱水，略溶于氯仿，几乎不溶于石油醚和水。UV $\lambda_{max}^{MeOH}$ nm（lgε）：287（4.34），肩峰 322。IR$_{KBr}$ $\nu_{max}$ cm$^{-1}$：3435，1635，1162，800，818，830，855。

(2)水飞蓟亭(Silychristin)：分子式，$C_{25}H_{22}O_{10}$；相对分子质量，482.44；无色或淡黄色结晶性粉末，mp. 174～176 ℃(水)；旋光度，＋81.4°(吡啶)。

(3)水飞蓟宁(Silydianin)：分子式，$C_{25}H_{22}O_{10}$；相对分子质量，482.44；无色针晶，易溶于乙酸乙酯、丙酮、吡啶，可溶于甲醇、DMSO，不溶于石油醚、氯仿。$IR_{KBr} \nu_{max}$ $cm^{-1}$：3380，2980，2850，1750，1640，1520，1360，1260，1160，1030。

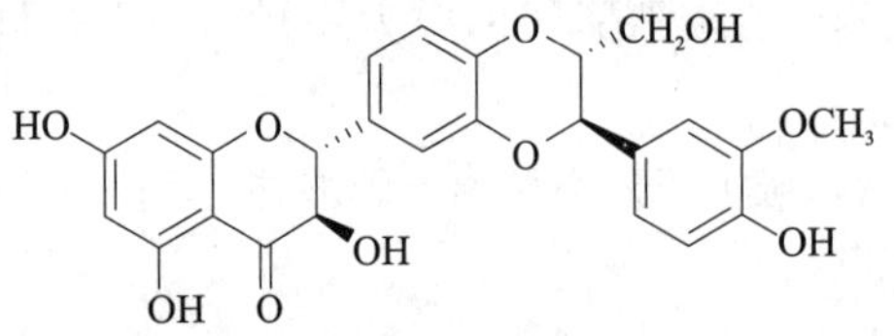

Silybin A

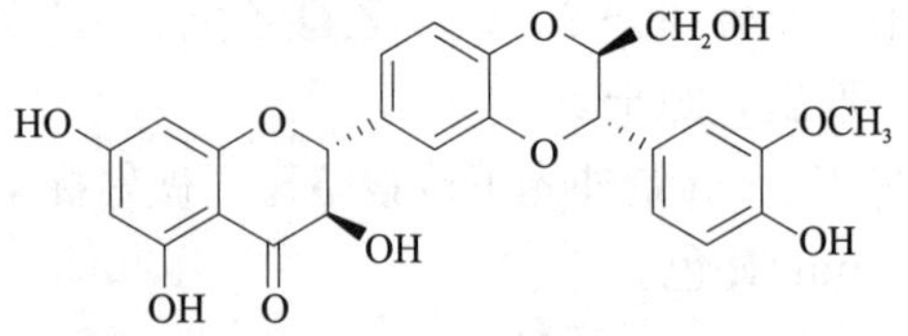

Silybin B

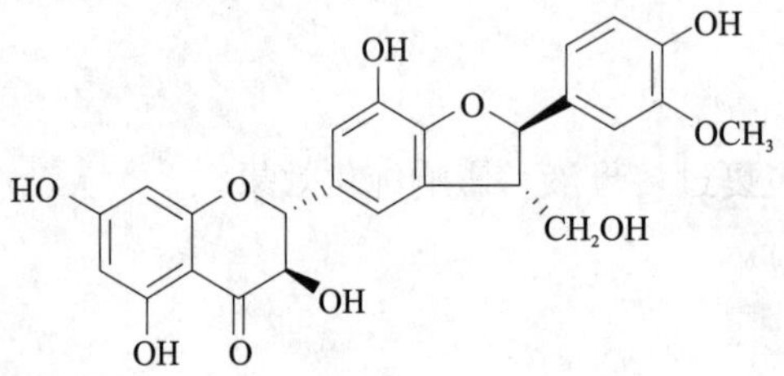

Silychristin

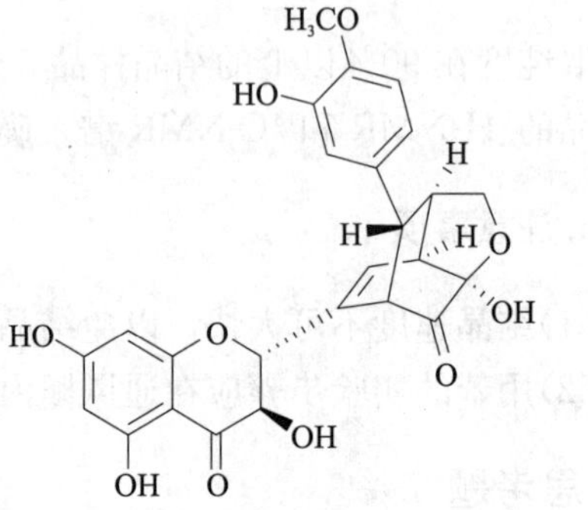

Silydianin

## 二、目的要求

(1)掌握超声波辅助提取法的操作技术。

(2)掌握结晶法纯化化合物的原理及操作技术。

(3)掌握含酚羟基化合物的颜色反应。

(4)得到水飞蓟素和水飞蓟宾。

## 三、实验原理

水飞蓟种子可简单地分为种皮和种仁两个部分，其质量分别占整个种子的48％、52％左右。其种皮含水飞蓟素7％～8％，含油脂3％～4％；而种仁中的水飞蓟素含量小于1％，油脂含量达40％～50％。故水飞蓟素的提取纯化需要脱脂或将种皮和种仁剥离开。

水飞蓟素的主要成分都易溶于乙酸乙酯、丙酮或热甲醇，而在石油醚中几乎不溶，故采用乙酸乙酯、丙酮或甲醇提取，提取浓缩液中加入石油醚使水飞蓟素充分析出[9]。

水飞蓟素中的主要成分为水飞蓟宾，可利用结晶法将水飞蓟宾从水飞蓟素中分离出来。

## 四、实验材料与仪器、用具

水飞蓟种子；水飞蓟宾对照品；石油醚(60～90 ℃)，乙酸乙酯，甲醇，氯仿，丙酮，氯化铁，浓硫酸，浓盐酸，镁粉，香兰素，无水乙醇。

药匙，250 mL、50 mL 圆底烧瓶，球形冷凝管，250 mL 索氏提取器，100 mL 玻璃量筒，150 mL 锥形瓶，三角抽滤漏斗，三角玻璃漏斗，保鲜膜或封口膜，定性滤纸，5 mL、

1 mL 刻度移液管，洗耳球，硅胶 $GF_{254}$ 薄层板，点样毛细管，展层缸，喷雾瓶，铁架台。

中药粉碎机，水浴锅，超声波清洗仪，旋转蒸发仪，水环式真空泵，防爆冰箱或冰柜，三用紫外分析仪。

## 五、实验方法及注意事项

### 1. 药材预处理

方法一：水飞蓟种子粗粉 50 g，置于 250 mL 索氏提取器中，用 150 mL 石油醚水浴回流 6 h，残渣挥去石油醚，备用。滤液回收石油醚。

方法二：水飞蓟种子粗粉 50 g，置于 250 mL 圆底烧瓶中，加入 100 mL 石油醚，水浴回流提取 2 h，过滤，滤渣再用 100 mL 石油醚回流提取 2 h，过滤，滤渣挥去石油醚，备用。合并两次滤液，回收石油醚。

方法三：水飞蓟种子去杂后，碾压脱皮，用风选法分离种皮和种仁，分别收集，种皮干燥后粉碎，过 40 目筛备用。

### 2. 水飞蓟素的提取纯化

水飞蓟素的提取纯化流程如图 2-2 所示。

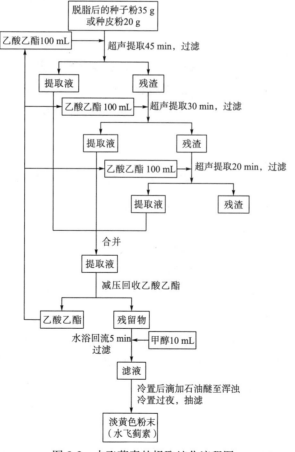

图 2-2 水飞蓟素的提取纯化流程图

### 3.水飞蓟宾的分离纯化

水飞蓟宾的分离纯化流程如图 2-3 所示。

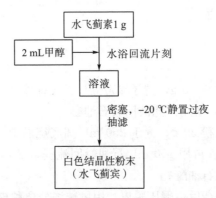

图 2-3　水飞蓟宾的分离纯化流程图

### 4.水飞蓟素和水飞蓟宾的鉴别

1)显色反应

取自制水飞蓟素和水飞蓟宾各 5 mg 左右,分别用 5 mL 甲醇溶解。

(1)氯化铁试验。取水飞蓟素和水飞蓟宾甲醇溶液各 1.0 mL,加入 1‰氯化铁乙醇溶液 2 滴,观察颜色变化。

(2)盐酸-镁粉反应。取水飞蓟素和水飞蓟宾甲醇溶液各 1.0 mL,加少许镁粉,振摇后,滴加浓盐酸数滴,在 1~2 min 内观察颜色变化。

(3)浓硫酸反应。取水飞蓟素和水飞蓟宾甲醇溶液各 1.0 mL,滴加浓硫酸 4~6 滴,立即观察颜色变化。

2)薄层色谱鉴别

取水飞蓟宾对照品 1 mg 左右,溶于 1 mL 乙酸乙酯中,作为对照品溶液。

取自制水飞蓟素和水飞蓟宾样品各 1 mg 左右,分别溶于 1 mL 乙酸乙酯中,作为水飞蓟素样品溶液和水飞蓟宾样品溶液。

用点样毛细管分别吸取对照品溶液和水飞蓟素样品溶液、水飞蓟宾样品溶液各 5 μL,分别点于同一硅胶 $GF_{254}$ 预制薄层的不同原点上。

用氯仿-甲醇(5:1)或氯仿-丙酮-甲醇(9:2:1)为展开剂,上行展开约 4 cm,取出,晾干。平行展开两张薄层板。

在 254 nm 紫外光下观察暗斑,做好标记;一张喷 0.5％香兰素-硫酸显色剂,110 ℃下加热 5 min 显色,另一张喷 1％氯化铁乙醇溶液显色。

观察比较水飞蓟素和水飞蓟宾的薄层色谱图。

### 5.注意事项

超声提取时,可用保鲜膜覆盖提取容器口,如用具塞磨口锥形瓶提取,不可密塞。

## 六、思考题

(1)请比较 3 种水飞蓟种子预处理方法的优缺点,请问哪种方法更适用于大量生产?

(2)请另设计一条工艺路线提取纯化水飞蓟素。

(3)请问有什么方法可以得到水飞蓟亭、水飞蓟宁单体?

# 第三节　醌　　类

## 实验五　大黄中游离蒽醌的提取、分离和鉴别

大黄为蓼科植物掌叶大黄(*Rheum palmatum* L. )、唐古特大黄(*Rheum tanguticum* Maxim. ex Balf. )或药用大黄(*Rheum officinale* Baill. )的干燥根及根茎。具泻下、健胃、清热解毒等功效,因炮制方法不同,功效各有所主。大黄的主要成分为蒽醌衍生物,总量为 3%~5%,部分为游离的苷元,大部分与葡萄糖结合成苷而存在。大黄的抗菌、抗感染有效成分为大黄酸、大黄素和芦荟大黄素,对多种细菌有不同的抑菌作用。药理研究证明,大黄能缩短凝血时间,止血的主要成分为大黄酚。大黄粗提物、大黄素或大黄酸对实验性肿瘤有抗癌活性[3,10]。

## 一、基础理论

| | | |
|---|---|---|
| $R_1=CH_3$ | $R_2=H$ | 大黄酚 |
| $R_1=CH_3$ | $R_2=OH$ | 大黄素 |
| $R_1=CH_3$ | $R_2=OCH_3$ | 大黄素甲醚 |
| $R_1=CH_2OH$ | $R_2=H$ | 芦荟大黄素 |
| $R_1=COOH$ | $R_2=H$ | 大黄酸 |

(1)大黄酸(rhein):分子式,$C_{15}H_8O_6$;相对分子质量,284.2;黄色针晶,mp. 321~322 ℃,330 ℃分解;能溶于碱、吡啶,微溶于乙醇、苯、氯仿、乙醚和石油醚,不溶于水。UV $\lambda_{max}^{MeOH}$ nm (lgε):222(4.40),249(4.18),272(4.18),293 sh(4.14),437(4.02)。IR$_{KBr}$ $\nu_{max}$ cm$^{-1}$:1701,1637。

(2)大黄素(emodin):分子式,$C_{15}H_{10}O_5$;相对分子质量,270.2;橙黄色针晶(乙醇),mp. 256~257 ℃(乙醇或冰乙酸),能升华;易溶于乙醇、碱液,微溶于乙醚、氯仿,不溶于水。UV $\lambda_{max}^{MeOH}$ nm (lgε):220,225(4.31),265(4.29),290(4.30),439(4.14)。IR$_{KBr}$ $\nu_{max}$ cm$^{-1}$:3450,3000(宽),1669,1624,1580,1465,1380,1340,1270,1200,1160。

(3)芦荟大黄素(aloe-emodin):分子式,$C_{15}H_{10}O_5$;相对分子质量,270.2;橙色针晶(甲苯),mp. 223~224 ℃;易溶于热乙醇,可溶于乙醚和苯,呈黄色;溶于碱液呈绯色。IR$_{KBr}$ $\nu_{max}$ cm$^{-1}$:3400(宽),1680,1630,1580。

(4)大黄酚(chrysophanol):分子式,$C_{15}H_{10}O_4$;相对分子质量,254.2;橙黄色六方形或单斜形结晶(乙醇或苯),mp. 196~197 ℃(乙醇或苯),能升华;易溶于沸乙醇,可溶

于丙酮、氯仿、苯、乙醚和冰醋酸，微溶于石油醚、冷乙醇，不溶于水。UV $\lambda_{max}^{MeOH}$ nm (lgε)：224(4.73)，257(4.48)，277(4.18)，287(4.18)，429(4.14)。IR$_{KBr}$ $\nu_{max}$ cm$^{-1}$：1680，1630，1607，1560，1478。

（5）大黄素甲醚(physcion)：分子式，$C_{16}H_{12}O_5$；相对分子质量，284.3；砖红色单斜针晶，mp.203~207 ℃(苯)；溶于苯、氯仿、吡啶及甲苯，微溶于醋酸及乙酸乙酯，不溶于甲醇、乙醇、乙醚和丙酮。UV $\lambda_{max}^{MeOH}$ nm (lgε)：226(4.45)，255(4.22)，267(4.25)，288(4.22)，440(4.02)。IR$_{KBr}$ $\nu_{max}$ cm$^{-1}$：3400，1668，1625，1570。

## 二、目的要求

（1）掌握蒽醌苷元的提取方法——酸水解法及两相水解法的操作。

（2）掌握 pH 梯度萃取法的原理及操作技术。

（3）通过大黄酚和大黄素甲醚的分离实验，熟悉离心薄层色谱的操作技术。

（4）熟悉蒽醌类化合物的鉴定方法。

## 三、实验原理

大黄中羟基蒽醌类化合物多数以苷的形式存在，故先用稀硫酸溶液把蒽醌苷水解成苷元，利用游离蒽醌可溶于热氯仿的性质，选择氯仿进行提取。由于各羟基蒽醌结构上的不同所表现的酸性不同，可用 pH 梯度萃取法分离它们；大黄酚和大黄素甲醚酸性相近，利用其极性的差别，用离心薄层色谱分离。

## 四、实验材料与仪器、用具

大黄药材；大黄酸、大黄素、芦荟大黄素、大黄酚、大黄素甲醚对照品；硫酸，盐酸，浓氨水，冰醋酸，氯仿，丙酮，乙酸乙酯，甲醇，无水乙醇，石油醚(30~60 ℃)或环己烷，碳酸氢钠，碳酸钠，氢氧化钠，醋酸镁，硅胶 G，羧甲基纤维素钠(CMC—Na)。

药匙，1000 mL、50 mL 圆底烧瓶，球形冷凝管，500 mL 玻璃量筒，500 mL 分液漏斗，500 mL 烧杯，布氏漏斗，抽滤瓶，三角抽滤漏斗，干燥器，玻璃试管(15 mm×100 mm)，试管架，10 mL、5 mL、1 mL 刻度移液管，洗耳球，长胶头滴管，滤纸，硅胶 GF$_{254}$预制薄层，点样毛细管，展层缸，铁架台。

中药粉碎机，电子天平，电加热套，水浴锅，旋转蒸发器，水环式真空泵，刮板器，电热鼓风干燥箱，离心薄层色谱仪，三用紫外分析仪。

## 五、实验方法及注意事项

### 1. 提取分离流程[10-13]

1)总蒽醌苷元的提取

总蒽醌苷元的提取分离流程如图 2-4 所示。

大黄粗粉 100 g，加 20%硫酸溶液 200 mL 润湿，再加氯仿 500 mL，回流提取 3 h，稍冷后过滤，残渣弃去，收集滤液于分液漏斗中，分出酸水层，得氯仿提取液。回收氯仿至剩余氯仿液 150 mL 左右，用蒸馏水洗至 pH 为 6。

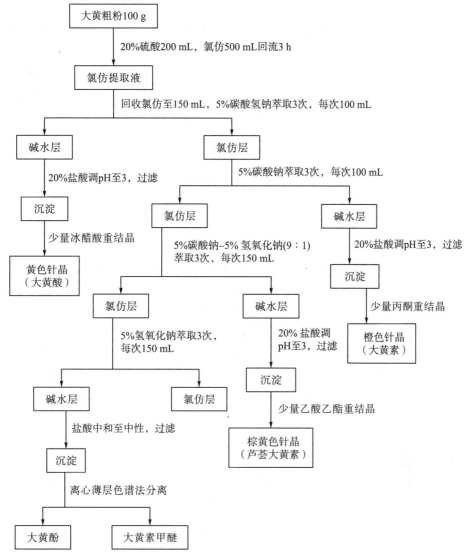

图 2-4　总蒽醌苷元的提取分离流程图

2)分离与精制

(1)大黄酸的分离和精制：上述氯仿液 150 mL 于 500 mL 分液漏斗中，加 5％碳酸氢钠(pH 为 8)萃取 3 次，每次 100 mL，充分振摇，静置至分层清晰，分出水层置 500 mL 烧杯中，合并 3 次碳酸氢钠液，在搅拌下滴加 20％盐酸调 pH 至 3，待沉淀析出(如不析出沉淀，水浴上加热)完全后，过滤，并用少量水洗沉淀物至洗出液呈中性，70 ℃干燥。用 10 mL 冰醋酸加热溶解沉淀，趁热过滤，滤液放置析晶，过滤，用少量冰醋酸淋洗结晶，得黄色针晶，为大黄酸。

(2)大黄素的分离和精制：经碳酸氢钠萃取过的氯仿层，用 5％碳酸钠振摇萃取 3 次，每次 100 mL，静置至分层清晰后，分出碱水层，合并 3 次碳酸钠液，在搅拌下用 20％盐酸酸化至 pH 为 3，析出棕黄色沉淀，抽滤，水洗沉淀物至洗出液呈中性，70 ℃干燥。用 15 mL 丙酮热溶沉淀，趁热过滤，滤液静置，析出橙色针晶，过滤，用少量丙酮淋洗结晶，得大黄素。

(3)芦荟大黄素的分离和精制：经碳酸钠萃取过的氯仿层，再加 5％碳酸钠－5％氢氧化钠(9∶1)碱水液振摇萃取 3 次，每次 150 mL，合并 3 次碱水层，加 20％盐酸酸化至 pH 为 3，析出的沉淀水洗，70 ℃干燥，用 10 mL 乙酸乙酯精制，得黄色针晶，为芦荟大黄素。

(4)大黄酚和大黄素甲醚的分离：(3)余下的氯仿层，再用 5％氢氧化钠振摇萃取 3 次，每次 150 mL，合并碱水层，加盐酸中和至中性，析出黄色沉淀，过滤，水洗至中性，70 ℃干燥，为大黄酚和大黄素甲醚混合物，留作离心薄层色谱分离的样品。余下氯仿液水洗至中性，蒸馏回收氯仿。

(5)离心薄层色谱法分离大黄酚、大黄素甲醚：①按常规方法于转子上涂 1 mm 厚的硅胶 G—CMC—Na(25～30 g 硅胶 G 加入 80～100 mL 0.4％ CMC—Na 水溶液，调成浆糊状)，阴干，然后用 1 mm 的刮板器整理转子，于 90 ℃的烘箱中活化 2 h，贮于干燥器中备用；②将制备好的转子装于离心薄层色谱仪上，开泵，用甲醇以 5 mL/min 的流速清洗薄层 5 min，停止进甲醇后，甩干薄层，在通风橱中空气干燥 30 min；③取大黄酚、大黄素甲醚混合物 15 mg 溶于 1 mL 氯仿中，启动转子，吸取 0.5 mL 样品溶液进样，使样品在转子内缘形成窄带；④以 1.5 mL/min 的流速送入石油醚 (30～60 ℃) (或环己烷)－乙酸乙酯(25∶1)洗脱，分部收集，2～4 mL 为一流份，用硅胶薄层色谱法检查各流份，合并相同流份，回收溶剂，用甲醇重结晶，得大黄酚和大黄素甲醚精制品，检查纯度；⑤薄层色谱检查条件，硅胶 G—CMC—Na 薄层板，用石油醚 (30～60 ℃)－乙酸乙酯(9∶1)展开，可见光下显黄色斑点，紫外灯下显亮黄色斑点，氨气熏，显红色斑点。

**2. 鉴定**[3,10,11,14]

1)蒽醌类成分化学鉴别

(1)碱液试验：分别取自制的各蒽醌结晶 1～2 mg，置于小试管中，各加 2％氢氧化钠 1 mL，观察颜色变化。凡有邻位或对位二羟基的蒽醌呈蓝紫至蓝色，其他羟基蒽醌呈红色。

(2)醋酸镁试验：分别取各蒽醌结晶 1～2 mg，置于小试管中，各加乙醇 1 mL 使溶解，滴加 0.5％醋酸镁乙醇溶液，观察颜色变化。

2)色谱检识

取大黄酸、大黄素、芦荟大黄素、大黄酚、大黄素甲醚对照品和自制的大黄酸、大黄素、芦荟大黄素、大黄酚、大黄素甲醚样品各 1 mg 左右，溶于 1 mL 氯仿中制得大黄酸、大黄素、芦荟大黄素、大黄酚、大黄素甲醚的对照品溶液和样品溶液。

用点样毛细管分别吸取大黄酸、大黄素、芦荟大黄素、大黄酚、大黄素甲醚的对照品溶液和样品溶液各 2 μL 左右，点于同一硅胶 GF$_{254}$ 薄层的不同原点上。

以石油醚 (30～60 ℃)－乙酸乙酯－甲酸(15∶5∶1)为展开剂，上行展开约 4 cm。取出，晾干。

在可见光下观察，记录黄色斑点出现的位置；在 254 nm 紫外光下观察暗斑，记录；然后用浓氨水熏或喷 5％醋酸镁甲醇溶液，斑点显红色。

记录图谱并计算各化合物的比移值。

**3. 注意事项**

(1)大黄中蒽醌类化合物的种类、含量与大黄的品种、采集季节、炮制方法及贮存时间均有关系。由于蒽醌类衍生物主要以苷的形式存在，所以较新鲜的原药材蒽醌类成分含量高，如果是贮存时间长的饮片，则蒽醌类成分含量低，实验选材要注意。

(2)羟基蒽醌类化合物及其苷均可溶于甲醇中，故也可用甲醇将它们提取出来，挥去甲醇后，用酸水解法把蒽醌苷水解成苷元，再用弱极性溶剂乙醚萃取游离蒽醌类化合物，从而与其他极性较大的化合物分离。

(3)冰醋酸较难挥发，不可多加，否则难浓缩。冰醋酸有腐蚀性，操作时避免触及皮肤。

(4)用 1 mm 刮板器修整薄层中心及边缘部分时，刮板器应轻轻用力，由浅入深地去除薄层多余的硅胶，切忌用力过猛，造成缺口。

## 六、思考题

(1)pH 梯度萃取法的原理是什么？该方法适用于哪些中药成分的分离？

(2)大黄中 5 种羟基蒽醌化合物的酸性和极性应如何排列？为什么？

(3)蒽醌类化合物及其苷的薄层色谱用什么做吸附剂、展开剂和显色剂？

(4)蒽醌类与醋酸镁显色反应的必要条件是什么？其颜色反应与羟基所在位置有何关系？

(5)请另设计一条提取、分离大黄中羟基蒽醌苷元的合理工艺。

# 实验六  大黄中蒽醌苷的提取和分离

大黄中的羟基蒽醌衍生物多与葡萄糖结合成单糖苷和双糖苷，大黄中还富含二蒽酮苷类，它们是大黄泻下作用的有效成分。大黄同时含有鞣酸类多元酚化合物，含量在 10%～30%之间，具止泻作用，与蒽苷的泻下作用恰恰相反。

## 一、基础理论

(1)羟基蒽醌苷类：大黄素甲醚葡萄糖苷（physcion monoglucoside），黄色针状结晶，mp. 235 ℃；芦荟大黄素葡萄糖苷（aloe-emodin monoglucoside），mp. 239 ℃；大黄素葡萄糖苷（emodin monoglucoside），浅黄色针状结晶，mp. 190～191 ℃；大黄酸葡萄糖苷（rhein 8-monoglucoside），mp. 266～267 ℃；大黄酚葡萄糖苷（chrysophanol monoglucoside），mp. 245～246 ℃。

(2)二蒽酮苷类：番泻苷 A、B、C、D、E（Sennoside A，B，C，D，E）等。

番泻苷 A（Sennoside A）：分子式，$C_{42}H_{38}O_{20}$；相对分子质量，862.7；$[\alpha]_D^{20} -164°$（$c$ =0.1，60%丙酮），$[\alpha]_D^{20} -24°$（$c$ =0.2，70%二氧六环）；黄色晶体（丙酮），mp. 200～240 ℃，bp. 1144.8 ℃；不溶于水、苯、氯仿、乙醚，微溶于甲醇、乙醇、丙酮、二氧六环，但在与水相混的有机溶剂中的溶解度随含水量的增加而增大，溶剂中含水量达 30%时溶解度最大，能溶于碳酸氢钠水溶液中，易被酸水解生成 2 分子葡萄糖和 1 分子番泻苷元 A。

番泻苷 A　R=COOH　　　　　　番泻苷 B　R=COOH
番泻苷 C　R=CH₂OH　　　　　　番泻苷 D　R=CH₂OH

番泻苷 B(Sennoside B)：是番泻苷 A 的异构体；$[\alpha]_D^{20}-100°$($c=0.2$，70％丙酮)，$[\alpha]_D^{20}-67°$($c=0.4$，70％二氧六环)；亮黄色棱状晶体(丙酮)，或良好的针晶(水)，mp. 180~186 ℃，bp. 1144.8 ℃；溶解性同番泻苷 A。

番泻苷 C(Sennoside C)：分子式，$C_{42}H_{40}O_{19}$；相对分子质量，848.8；$[\alpha]_D^{24}-123°$($c=0.1$，70％丙酮)；浅黄色结晶；其余同番泻苷 A。

## 二、目的要求

(1)掌握蒽醌苷类化合物的提取分离方法。
(2)掌握葡聚糖凝胶 Sephadex LH-20 色谱法的原理和操作。

## 三、实验原理

大黄中的蒽醌苷类成分易溶于含有一定水分的与水相混溶的有机溶剂，而在与水不相混溶的有机溶剂中溶解度低，故可用含水的极性有机溶剂提取蒽醌苷类，而用与水不相混溶的有机溶剂萃取除去游离蒽醌化合物。

蒽醌苷类可用葡聚糖凝胶柱进行分离。Sephadex LH-20 凝胶色谱兼有分子筛、分配色谱和吸附色谱的作用，可将大黄中的蒽醌苷类按相对分子质量由大到小的顺序分离开来。

## 四、实验材料与仪器、用具

大黄药材；95％乙醇，氯仿，甲醇，无水乙醇，浓盐酸，氢氧化钠，醋酸铅，硫化钠，无水氯化铝，Sephadex LH-20。

药匙，500 mL 圆底烧瓶，球形冷凝管，250 mL、10 mL 量筒，布氏漏斗，抽滤瓶，250 mL 分液漏斗，250 mL 烧杯，启普发生器(或简易气体发生器，包括分液漏斗、平底烧瓶、橡胶塞、导气管)，玻璃色谱柱(10 mm×800 mm)，250 mL 锥形瓶，长胶头滴管，玻璃试管(15 mm×100 mm)，试管架，0.45 μm 微孔滤膜，滤纸，硅胶 GF₂₅₄ 预制薄层，点样毛细管，展层缸，喷雾瓶，10 mL、1 mL 刻度移液管，洗耳球，铁架台。

中药粉碎机，电子天平，水浴锅，旋转蒸发器，水环式真空泵，分部收集器，三用紫外分析仪。

## 五、实验方法及注意事项

### 1. 大黄蒽醌苷的提取分离

大黄蒽醌苷的提取分离流程如图 2-5 所示。

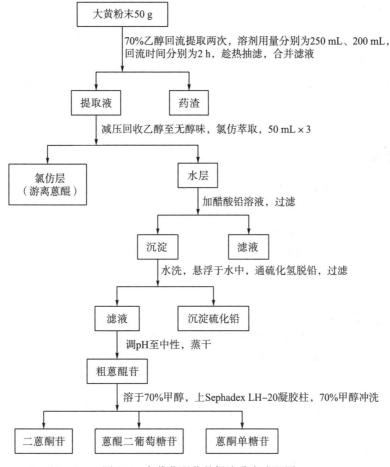

图 2-5　大黄蒽醌苷的提取分离流程图

### 2. Sephadex LH-20 凝胶装柱

取 Sephadex LH-20 干粉 10 g，浸泡于 60％～70％乙醇中，充分搅拌，过夜，抽干。取 10 mm×800 mm 的玻璃色谱柱管，以 60％～70％乙醇为溶剂，湿法装入充分溶胀的 Sephadex LH-20，用 1 倍床体积的 60％～70％乙醇淋洗，然后用水洗净，用 3 倍床体积的 70％甲醇动态平衡。

### 3. 上样和洗脱

取粗蒽醌苷 1 g 左右，用尽量少的 70％甲醇溶解，0.45 μm 微孔滤膜过滤。打开 Sephadex LH-20 凝胶柱下端旋塞，放出柱床上方的液体至液面与床面齐平，关闭旋塞。

取滤液 2 mL，沿柱床上方管内壁加至柱床上方；打开柱下端旋塞放出液体，使柱上的液面与床面齐平，关闭旋塞；吸取少量 70％甲醇洗涤样品溶液容器，转移至柱床上方时将柱管内壁黏附的样品溶液轻柔冲下，打开旋塞，放出液体至液面齐床面，关闭旋塞；洗涤柱管内壁 2～3 次后，用 70％甲醇 100 mL 冲洗凝胶柱，流速不要超过 1 mL/min。分部收集，2 mL 一流份。

**4. 流份检测和合并**

取硅胶 $GF_{254}$ 预制薄层板，将收集到的流份按流出的先后顺序点样（每隔 1 管或 2 管点样），各流份均点样 5 $\mu L$，用氯仿－甲醇－水（6∶3∶1）上行展开 4 cm 左右，取出，晾干，在 254 nm 紫外光下观察暗斑，或喷 0.5％氯化铝，在 365 nm 紫外光下观察荧光。

合并相同流份，减压蒸去甲醇，放冷，过滤，收集沉淀。

**5. 注意事项**

(1)凝胶柱应该选择细长柱。
(2)装柱时一定要一次性倒入全部填料。
(3)装凝胶柱时勿敲击，使凝胶自由沉降。
(4)上样一定要轻柔，切勿冲坏床面。

## 六、思考题

(1)如何鉴定蒽醌苷类成分？
(2)游离蒽醌衍生物和蒽醌苷类的提取分离方法有何不同？为什么？
(3)凝胶过滤色谱的洗脱为什么是按相对分子质量由大到小的顺序？

# 实验七　丹参醌类的提取、分离和鉴别

丹参为唇形科植物丹参（*Salvia miltiorrhiza* Bge.）的干燥根及根茎，自《神农本草经》始，为历代本草收载。其味苦、性微寒，归心、肝二经。具祛瘀止痛、活血通经、清心除烦之功效。其药理作用主要包括舒张冠脉、增加冠脉血流量，具有明显的钙拮抗剂作用；提高心室的顺应性，改善心脏的舒张功能，对缺血心肌和再灌注心脏具有保护作用；抑制内源性胆固醇的合成；增加微循环流速和流量，消除局部静脉血液瘀滞，改善组织细胞缺血、缺氧所致的代谢障碍；具有抗体外血栓形成、抗血小板聚集、抗内外凝血系统功能、减少血小板、促进纤维蛋白原降解的作用；具有很强的清除自由基和抗氧化作用。

丹参的有效成分通常被归为两大类：脂溶性成分和水溶性成分。其脂溶性成分主要为菲醌类化合物（在生源上属于二萜醌类），如丹参醌Ⅰ、ⅡA、ⅡB，异丹参醌Ⅰ、Ⅱ，隐丹参醌，异隐丹参醌，二氢丹参醌Ⅰ，二氢异丹参醌Ⅰ等；水溶性成分以丹酚酸 B、原儿茶醛、丹参素为主。

# 一、基础理论

丹参醌 I　　　　　隐丹参醌　　　　二氢丹参醌 I　　　　次甲基丹参醌

丹参醌 II A　　　　$R_1=CH_3$　　　　$R_2=H$　　　　　丹参新醌甲　$R=CH(CH_3)CH_2OH$

丹参醌 II B　　　　$R_1=CH_2OH$　　　$R_2=H$　　　　　丹参新醌乙　$R=CH(CH_3)_2$

羟基丹参醌 II A　　$R_1=CH_3$　　　　$R_2=OH$　　　　　丹参新醌丙　$R=CH_3$

丹参酸甲酯　　　　$R_1=COOCH_3$　　$R_2=H$

(1)丹参醌 I (Tanshinone I)：分子式，$C_{18}H_{12}O_3$；相对分子质量，276.3；亮棕红色柱晶，mp. 233～234 ℃；易溶于氯仿，溶于丙酮、甲醇、乙醇等有机溶剂，微溶于水。UV $\lambda_{max}^{EtOH}$ nm（log$\varepsilon$）：244.5（4.62），266（4.310），325（3.68），417（3.7）。IR$_{KBr}$：$\nu_{max}$ cm$^{-1}$：1690，1670。

(2)丹参醌 II A(Tanshinone II A)：分子式，$C_{19}H_{18}O_3$；相对分子质量，294.3；红色小片晶，mp. 198～200 ℃，或樱红色针晶(乙酸乙酯或甲醇)，mp. 209～210 ℃；易溶于乙醇、丙酮、乙醚、氯仿、苯，微溶于水。UV $\lambda_{max}^{EtOH}$ nm（log$\varepsilon$）：225（4.29），251（4.30），268（4.42），348（3.24），460（3.47）。IR$_{KBr}$ $\nu_{max}$ cm$^{-1}$：3157，1701，1650，1584，1539，1505。在水溶液中受热会发生降解。

(3)隐丹参醌(Cryptotanxyinone)：分子式，$C_{19}H_{20}O_3$；相对分子质量，296.4；橙红色片晶，mp. 184～185 ℃；易溶于丙酮、氯仿，溶于甲醇、乙醇、苯、乙醚，微溶于水。UV $\lambda_{max}^{EtOH}$ nm（log$\varepsilon$）：221（4.26），263（4.77），272（4.41），290（3.96），355（3.41），477（3.48）。IR$_{KBr}$ $\nu_{max}$ cm$^{-1}$：1680，1664。与浓硫酸作用呈红色，在避光及非溶液状态下最稳定。

# 二、目的要求

(1)掌握超声波辅助提取法。

(2)了解高速逆流色谱技术分离天然药物化学成分的基本原理。

(3)了解高速逆流色谱装置的基本操作。

### 三、实验原理

超声波在液体介质中产生空化效应,使瞬时的局部压力和局部温度急剧上升,尤其在紧靠固体边界处,空化气泡破裂时,能产生液体喷流喷向固体表面,喷射速率可达400 km/h,对固体表面产生非常强的冲击力,将化合物从药材上撕裂下来,从而加速天然药物化学成分的溶剂提取。超声波的机械振动可促进溶液的扩散搅拌,增加溶剂穿透力、扩散系数、渗透率等,也加速化学成分进入溶剂,提高提取效率。一般用经典提取方法需几小时完成的工作,在超声波辅助作用下,数分钟便可达到同样的提取效果。

超声波辅助提取应该采用低频的超声波。

高速逆流色谱(high-speed counter-current chromatography, HSCCC)是一种连续液-液逆流萃取的色谱体系,不用固相载体,避免了待分离样品与固相载体表面的化学反应和不可逆吸附,故没有样品的损失和固定相的污染,所以高速逆流色谱可以直接用于粗制样品的分离,而不需要样品的纯化处理,尤其适于分离极性较大的组分。仪器及试剂消耗显著低于高效液相色谱,常用于制备高纯度、高附加值的化合物。

### 四、实验材料与仪器、用具

丹参药材;95%乙醇,正己烷,乙醚,氯仿,苯,甲醇,浓硫酸。

药匙,250 mL、50 mL 锥形瓶,布氏漏斗,抽滤瓶,250 mL 圆底烧瓶,500 mL、10 mL 玻璃量筒,1000 mL 分液漏斗,500 mL 贮液瓶,玻璃试管(15 mm×100 mm),试管架,长胶头滴管,5 mL 注射器,封口膜,滤纸,硅胶 $GF_{254}$ 预制薄层板,点样毛细管,展层缸,铁架台。

中药粉碎机,电子天平,超声波清洗器,旋转蒸发器,水环式真空泵,高速逆流色谱仪、紫外检测器,低速离心机,空气压缩机,三用紫外分析仪。

### 五、实验方法及注意事项

**1. 丹参粗提物制备**[15-17]

临提取前将丹参粉碎。取 20~40 目的丹参粉末 20 g,置于 250 mL 锥形瓶中,加入 95% 乙醇 100 mL,超声辅助提取 5 min,沉降后倾出上清液;药渣再加入 80 mL 95% 乙醇,超声辅助提取 5 min。合并两次提取液,过滤,滤液减压回收乙醇至干,得丹参乙醇浸膏。

**2. 高速逆流色谱分离**[16,17]

(1)溶剂系统制备:取正己烷:乙醇:水=500:350:150(V/V/V)于分液漏斗中,充分振摇,静置分层,分取上相为固定相,下相为流动相。

(2)平衡:将固定相以 8.0 mL/min 的流速泵入高速逆流色谱仪螺旋管中,至出口端流出固定相 20 mL 后停泵。打开紫外检测器预热,选择检测波长 280 nm。启动高速逆流色谱仪,使螺旋管以 800 r/min 的转速正转(FWD),同时以 2.0 mL/min 的流速泵入流动相。至出口端有流动相流出,且紫外信号稳定,表明溶剂系统两相达到平衡。

(3)分离:往丹参乙醇浸膏中加入 50 mL 流动相,超声助溶,离心,取上清液作为待分离样品溶液。将进样六通阀切换至 load，取 5 mL 样品溶液推入进样环中，切换六通阀至 inject，检测器和工作站调零，开始连续监测洗脱过程，根据洗脱峰进行分部收集。至主要的色谱峰流出，停泵。

(4)清洗：断开泵与主机的连接，向主机进液口吹气，吹出螺旋管内的溶剂。再连接泵与主机，从进液口泵入 50 mL 清洗液，断开泵与主机，吹出清洗液。清洗操作重复 2～3 次，最后长时间向螺旋管吹气(1 h 左右)，直至吹干。关机。

(5)流份浓缩：收集的各洗脱部分减压蒸除有机溶剂，浓缩液用少量乙醚萃取，分取乙醚层，挥去乙醚，即得不同的丹参组分。棕红色者应为丹参醌Ⅰ，紫红色者应为丹参醌ⅡA，红黄色者应为隐丹参醌。

### 3. 鉴别和纯度检测

1)化学检识

取自制各组分的乙醚液少许，分别置于试管中，挥干，再分别滴加浓硫酸 2 滴，丹参醌Ⅰ显蓝色，丹参醌ⅡA 显绿色，隐丹参醌显棕色。

2)薄层色谱检测各组分纯度

取自制各组分约 1 mg，分别用 1 mL 氯仿溶解。

用点样毛细管分别吸取各组分的氯仿溶液，分别点于同一硅胶 $GF_{254}$ 薄层的不同原点上。每个样品溶液点两个点，上样不同量，分别为少(1 μL)、多(7 μL)。

用苯-甲醇(9∶1)上行展开约 4 cm，取出，晾干。

在日光下观察，记录斑点(棕红色为丹参醌Ⅰ，紫红色为丹参醌Ⅱ，红黄色为隐丹参醌)；然后在 254 nm 紫外光下观察暗斑，记录斑点。

### 4. 注意事项

(1)丹参粉不可过细，以免影响过滤。

(2)固定相和流动相在使用前均需超声脱气 20 min，然后冷至室温。

(3)样品不可用单一溶剂溶解，以免破外体系平衡，可用固定相或流动相溶解，也可同时使用两相，以使样品全部溶解。

(4)样品溶液进样前一定要除去固体颗粒，以防阻塞管道。

(5)收集高速逆流色谱的洗脱峰，从峰上升曲线进入直线段开始收集，至峰下降曲线的直线段结束时停止收集。

(6)高速逆流色谱仪的清洗液为甲醇、乙醇等，如体系中含有酸、碱、盐等电解质，应先用纯水清洗 1～2 次，然后用清洗液清洗。

(7)如需继续使用仪器，须在清洗干燥后放置 2 h，再重新平衡。

## 六、思考题

(1)高速逆流色谱可以用两相溶剂的下相做固定相吗？

(2)进样分离前的平衡操作中，怎么判断流动相流出螺旋管的时间点？

(3)用于高速逆流色谱的液体系统为什么需要超声？

(4)丹参脂溶性成分的分离纯化还有哪些方法？

# 第四节　黄　酮　类

## 实验八　银杏叶总黄酮苷元的提取、分离和鉴别

　　银杏(*Ginkgo biloba* L.)又名白果、公孙树、鸭掌树，是最古老的中生代孑遗植物，其种子、根、叶均可入药。银杏叶提取物可治疗心脑血管及动脉硬化、高血压等疾病，有其他药物不能达到的特殊疗效，且长期服用几乎无毒副作用。

　　银杏叶富含黄酮，含量达 2.5%～5.9%。黄酮也是银杏叶的重要药效成分，作为银杏叶提取物的含量测定指标成分，国际公认银杏叶提取物的总黄酮含量大于 24%。银杏叶中的黄酮主要是槲皮素、山柰酚、异鼠李素、杨梅素等黄酮醇和木犀草素、芹菜素等黄酮及它们的糖苷，且 95% 以上的黄酮以氧苷的形式存在。银杏叶还含有银杏双黄酮、异银杏双黄酮等及它们的苷。

　　黄酮类化合物在动物体内代谢时，仅游离的黄酮苷元可被吸收进入血液，而糖苷型黄酮不能被人体小肠壁直接吸收，仅小部分在结肠内被益生菌水解成苷元而被吸收，大部分被肠道微生物降解代谢。故黄酮苷的口服生物利用率远低于黄酮苷元。故增进银杏叶黄酮药效的一种重要方法就是改变黄酮结构，制备黄酮总苷元，提高生物利用率。

## 一、基础理论

| 槲皮素 | $R_1=OH$ | $R_2=OH$ | $R_3=H$ | | $R_1$ | $R_2$ | $R_3$ | $R_4$ |
|---|---|---|---|---|---|---|---|---|
| 山柰酚 | $R_1=OH$ | $R_2=H$ | $R_3=H$ | 银杏双黄酮 | $OCH_3$ | $OCH_3$ | OH | OH |
| 异鼠李素 | $R_1=OH$ | $R_2=OCH_3$ | $R_3=H$ | 异银杏双黄酮 | OH | $OCH_3$ | $OCH_3$ | OH |
| 木犀草素 | $R_1=H$ | $R_2=OH$ | $R_3=H$ | 去甲银杏双黄酮 | OH | $OCH_3$ | OH | OH |
| 芹菜素 | $R_1=H$ | $R_2=H$ | $R_3=H$ | 穗花杉双黄酮 | OH | OH | OH | OH |
| 杨梅素 | $R_1=OH$ | $R_2=OH$ | $R_3=OH$ | 金松双黄酮 | $OCH_3$ | $OCH_3$ | $OCH_3$ | OH |

## 二、目的要求

　　(1)掌握黄酮苷元及苷的理化性质。

　　(2)掌握黄酮类化合物在聚酰胺上的色谱行为差异。

　　(3)要求获得银杏叶总黄酮苷元。

## 三、实验原理

　　银杏叶除含有丰富的黄酮类化合物外，还含有更大量的叶绿素，以及较多的二萜内

酯、聚异戊烯醇、蛋白质等。黄酮类成分不论是苷元还是苷，均易溶于甲醇、乙醇等极性有机溶剂，加上银杏叶中的黄酮类化合物都含有较多酚羟基，且 95％以上以糖苷形式存在，增大了在水中的溶解度。故采用含水乙醇提取银杏叶总黄酮，然后除去提取液中的醇，使叶绿素、胡萝卜素等低极性组分沉淀析出，再用非极性溶剂萃取，除去残留的脂溶性成分，最后用正丁醇萃取黄酮类成分。

黄酮苷是酚苷，比醇苷易于水解，故用较低浓度的酸即可水解黄酮苷。

## 四、实验材料与仪器、用具

银杏叶；95％乙醇，无水乙醇，石油醚（60～90 ℃），正丁醇，甲醇，乙醚，乙酸乙酯，氯仿，丙酮，浓盐酸，浓硫酸，硫酸铵，氢氧化钠，无水氯化铝，镁粉，α-萘酚。

药匙，1000 mL、500 mL 锥形瓶，250 mL、50 mL 圆底烧瓶，500 mL 烧杯，1000 mL、100 mL 分液漏斗，500 mL 玻璃量筒，球形冷凝管，布氏漏斗，抽滤瓶，10 mL、2 mL 刻度移液管，玻璃试管（15 mm×100 mm），长胶头滴管，铁架台，封口膜或保鲜膜，滤纸，聚酰胺薄膜，点样毛细管，展层缸，喷雾瓶。

中药粉碎机，电子天平，超声波清洗器，旋转蒸发器，水环式真空泵，水浴锅，三用紫外分析仪。

## 五、实验方法及注意事项

### 1. 银杏叶总黄酮苷元的提取分离[18-20]

银杏叶总黄酮苷元的提取分离流程如图 2-6 所示。

### 2. 色谱鉴别

取银杏叶总黄酮 10 mg 和总黄酮苷元 4 mg 左右，分别用 4 mL 甲醇溶解。

（1）取上述两种样品溶液各 2 μL，点于同一聚酰胺薄层上，用氯仿-甲醇（8.5∶1.5）上行展开 8 cm 左右，取出，晾干。喷 1％氯化铝乙醇溶液，在 365 nm 紫外光下观察荧光。对比两种样品的色谱图。

（2）取上述两种样品溶液各 2 μL，点于同一聚酰胺薄层上，用丙酮-95％乙醇-水（2∶1∶2）上行展开 8 cm 左右，取出，晾干，喷 1％氯化铝乙醇溶液，在 365 nm 紫外光下观察荧光。对比两种样品的色谱图。

### 3. 定性鉴别

1）盐酸-镁粉反应

取银杏叶总黄酮和总黄酮苷元样品溶液各 1～2 mL，分别滴加 2 滴浓盐酸，再加入少许镁粉，观察并比较二者的颜色变化情况。

2）Molish 反应

取银杏叶总黄酮和总黄酮苷元样品溶液各 1～2 mL，分别加入等体积 10％ α-萘酚/乙醇溶液，摇匀，沿管内壁缓慢滴加浓硫酸，观察并比较二者的颜色变化情况。

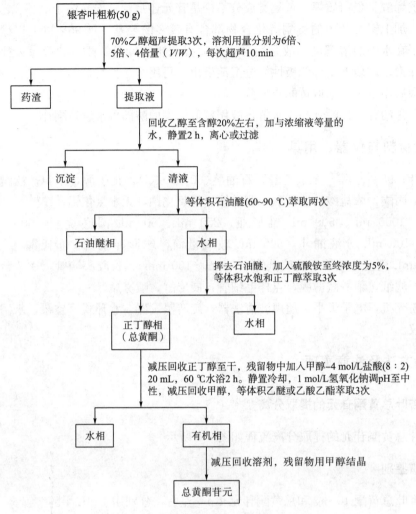

图 2-6　银杏叶总黄酮苷元的提取分离流程图

### 4. 注意事项

(1)银杏叶不可粉碎过细,以免影响过滤速度。

(2)超声提取时,可用保鲜膜覆盖提取容器口,如用具塞磨口容器提取,不可密塞。

(3)银杏叶总黄酮酸解时,采用回流装置。

(4)用于薄层色谱鉴别的显色液氯化铝乙醇溶液,为无水氯化铝溶于无水乙醇所得。

## 六、思考题

(1)聚酰胺色谱分离黄酮类化合物的原理是什么?

(2)黄酮苷和黄酮苷元在聚酰胺上的色谱行为有何不同?

(3)同为聚酰胺薄层色谱,采用不含水或含水的展开剂,黄酮类化合物的色谱图有何不同?为什么?

(4)黄酮苷和黄酮苷元对盐酸－镁粉反应有无差异?对 Molish 反应有无差异?为什么?

# 实验九 芦丁的提取、分离与结构鉴定

芦丁(Rutin)亦称芸香苷(Rutinoside),广泛存在于植物界中,其中以槐花米[槐树(*Sophora japonica* L.)的花蕾]和荞麦叶中含量较高。芦丁为维生素 P 类药物,有助于保护毛细血管的正常弹性;临床上主要用作防治高血压的辅助药物以及毛细血管性止血药;对于放射性伤害所引起的出血症也有一定治疗作用。

本实验以槐花米为原料提取芦丁,槐花米中的芦丁含量为 12%~16%。

## 一、基础理论

芦丁                    槲皮素

(1)芦丁(Rutin):分子式,$C_{27}H_{30}O_{16}$;相对分子质量,610.5;浅黄色小针晶(水);mp. 176~178 ℃,无水物为 188 ℃;$[\alpha]_D^{23}+13.82°$(乙醇),$[\alpha]_D^{23}-39.43°$(吡啶);难溶于冷水(1:8000),可溶于热水(1:200),冷甲醇(1:100),热甲醇(1:9),冷乙醇(1:300),热乙醇(1:30),冷吡啶(8.5%),易溶于碱水,酸化又析出,不溶于其他有机溶剂。

(2)槲皮素(Quercetin):分子式 $C_{15}H_{10}O_7$;相对分子质量,302.2;黄色结晶,mp. 313~314 ℃(dec),无水物为 316 ℃;能溶于冷乙醇(1:650),易溶于热乙醇(1:60),沸无水乙醇(1:23),可溶于甲醇、冰醋酸、乙酸乙酯、丙酮、吡啶,不溶于石油醚、乙醚、氯仿和水中。实验室以稀硫酸水解芦丁,乙醇重结晶而制得。

(3)槐花米中还含有皂苷,其粗制品为白色粉末,经酸水解后得糖和两种皂苷元——白桦酯醇(Betulin)和槐花米双醇(Sophoradiol)。另外,还含槐花米甲素、槐花米乙素、槐花米丙素等。

## 二、目的要求

(1)掌握碱溶酸沉法提取芦丁的原理及操作。

(2)掌握芦丁的主要性质及其鉴定方法。

(3)了解芦丁的波谱结构鉴定。

## 三、实验原理

芦丁在热水中和冷水中溶解度相差较大,且分子具较多酚羟基,显弱酸性,在碱液中易溶，在酸中易析出沉淀。故本实验用热碱水提取，酸化后冷却沉淀出芦丁，然后利用芦丁在热乙醇和冷乙醇中溶解度的差异进行精制。

## 四、实验材料与仪器、用具

槐花米；芦丁、槲皮素、葡萄糖、鼠李糖对照品；浓盐酸，浓硫酸，95％乙醇，甲醇，无水甲醇，正丁醇，冰醋酸，氢氧化钙，邻苯二甲酸，苯胺，碳酸钡，镁粉，二氯氧化锆，柠檬酸钾（枸橼酸钾），氯化铁，铁氰化钾，$\alpha$-萘酚，无水氯化铝，醋酸铅，醋酸钠，硼酸，氘代甲醇。

药匙，1000 mL、500 mL、100 mL 烧杯，100 mL、50 mL 圆底烧瓶，球形冷凝管，1000 mL、100 mL、10 mL 玻璃量筒，布氏漏斗，抽滤瓶，三角抽滤漏斗，玻璃试管（15 mm×100 mm），试管架，蒸发皿，玻璃棒，胶头滴管，研钵，脱脂棉（或纱布），广泛pH试纸，聚酰胺薄层，新华一号滤纸，5 mL、2 mL 刻度移液管，洗耳球，点样毛细管，展层缸，喷雾瓶，白瓷比色板，核磁管，石英比色皿，铁架台。

电子天平，电炉，水浴锅，三用紫外分析仪，电热鼓风干燥箱，核磁共振仪，紫外扫描仪。

## 五、实验方法及注意事项

### 1. 芦丁的提取

取 40 g 槐花米，用水漂洗，捞取上浮的花蕾弃去下沉杂质。将洗净的花蕾置于1000 mL 烧杯中加水 600 mL，搅拌下加入石灰乳（2~2.5 g），调 pH 至 8~9，加热至微沸，保持 30 min，趁热过滤（用脱脂棉或 4 层纱布）。残渣再加入 400 mL 水，加入石灰乳调 pH 至 8~9，加热至沸，保持 20~30 min，趁热过滤。合并两次滤液，在 60~70 ℃下用浓盐酸调 pH 至 4~5，静置 2 h 以上，析出芦丁，抽滤。沉淀用少量冷水洗 3 次，抽干，60 ℃以下干燥，称重。

### 2. 芦丁的重结晶

将粗制芦丁研细，加 95％乙醇回流溶解（（每克芦丁需加 35 mL 左右乙醇），趁热过滤，取 1/2 滤液浓缩至原体积的 1/2~1/3，放置，析出结晶，抽滤，60 ℃以下干燥，得精制芦丁。

### 3. 芦丁的水解

取另 1/2 量的芦丁乙醇滤液，加入 1 mol/L 硫酸 80 mL 水浴回流 1 h（用聚酰胺薄层检查水解是否完全）。待全部水解后，蒸去乙醇，冷却，析出槲皮素，抽滤；滤液内含糖。槲皮素沉淀经水洗、抽干、干燥，再用甲醇或 75％乙醇热溶重结晶一次，得黄色针晶，为槲皮素精品。

取含糖的水解液上清液 20 mL，水浴加热，搅拌下加碳酸钡细粉至中性。滤除白色的硫酸钡沉淀，滤液在水浴上浓缩至 1~2 mL，作为纸色谱的样品溶液。

#### 4. 鉴定

1)性质试验

取自制芦丁 3~4 mg，溶于 5~6 mL 乙醇中作为供试液。

(1)盐酸-镁粉反应：取供试液 1~2 mL，加浓盐酸 3 滴，再加少量镁粉，观察颜色变化。

(2)锆-枸橼酸反应：取供试液 1~2 mL，加 2%二氯氧化锆甲醇溶液 3~5 滴，观察颜色变化情况；加入 2%柠檬酸钾溶液 5 滴，加水稀释，详细记录颜色变化情况(加入柠檬酸钾后，黄色不褪，表示有游离 $C_3$—OH；如黄色褪去，加水稀释后转为无色，示无游离 $C_3$—OH，但有 $C_5$—OH)。

(3)氯化铁-铁氰化钾反应：取供试液数滴于白瓷板上，加氯化铁-铁氰化钾试剂 1~2 滴，观察颜色变化。

(4)Molish 反应：取供试液 1~2 mL，加等体积的 10% α-萘酚乙醇溶液，摇匀，斜置试管，沿管壁滴加 0.5 mL 浓硫酸，注意观察两液界面的颜色变化。

(5)醋酸铅沉淀反应：取芦丁少许溶于热水，加醋酸铅试剂数滴，观察结果。

2)色谱鉴定

(1)芦丁和槲皮素的聚酰胺薄层色谱鉴定：取芦丁对照品和自制芦丁各 2 mg 左右，槲皮素对照品和自制槲皮素各 1 mg 左右，分别用 1 mL 甲醇溶解，制得芦丁、槲皮素对照品溶液和芦丁、槲皮素样品溶液。用点样毛细管分别吸取芦丁、槲皮素对照品溶液和自制芦丁、槲皮素样品溶液各 2 μL，点于同一聚酰胺薄层的不同原点(距下端 1.5 cm)上。以乙醇-水(7∶3)为展开剂，上行展开约 8 cm；取出，晾干。可见光下观察，再在 365 nm 紫外灯下观察；喷 1%氯化铝乙醇液，放干后依次在可见光和 365 nm 紫外灯下观察。

(2)糖的纸色谱鉴定：取葡萄糖、鼠李糖对照品各 5 mg 左右，分别用 1 mL 水溶解。用点样毛细管分别吸取水解液上清浓缩液和葡萄糖、鼠李糖对照品的水溶液各 5 μL，分别点于同一 5 cm×20 cm 新华一号滤纸的不同原点(距下端2 cm)上。用正丁醇-冰醋酸-水(4∶1∶5，上层)上行展开约 15 cm；取出，晾干。

喷邻苯二甲酸-苯胺溶液后，105 ℃烘 10 min，显棕色或粉红色斑点。

3)波谱结构鉴定

(1)核磁共振氢谱和碳谱测定：取芦丁 5 mg 和槲皮素 2 mg，分别溶于 0.5 mL 氘代甲醇中，转移至核磁管中，分别测定 $^1$H-NMR 和 $^{13}$C-NMR 谱。回收核磁管中的芦丁和槲皮素。

(2)紫外(UV)光谱测定：精密称取精制芦丁 10 mg 或槲皮素 5 mg 左右，用 20 mL 无水甲醇溶解，作为样品溶液。

①黄酮光谱：取样品液 4 mL 置石英杯中，扫描 200~500 nm 内的吸收光谱，重复一次。

②加甲醇钠的光谱：往石英杯中的样品液中加入甲醇钠溶液 3 滴后，立即扫描 200~500 nm 内的吸收光谱；放置 5 min 后再测定一次。

③加氯化铝的光谱：取样品液 4 mL 置石英杯中，加入 2%氯化铝甲醇溶液 6 滴，放置 1 min 后扫描 200~500 nm 内的吸收光谱。测定后加入 3 滴盐酸溶液(浓盐酸：水=

1：2)再进行测定。

④加醋酸钠的光谱：取样品液约 3.5 mL 置石英杯中，加入过量的无水醋酸钠固体，摇匀，杯底剩有约 2 mm 的醋酸钠，2 min 内扫描 200～500 nm 内的吸收光谱，5～10 min 后再测一次。

⑤加醋酸钠-硼酸的光谱：取样品液约 3 mL 置石英杯中，加入 5 滴硼酸饱和溶液后，快速加入醋酸钠，使之快速饱和，立即扫描 200～500 nm 的吸收光谱。

比较加入位移试剂前后槲皮素或芦丁的 UV 光谱。

### 5. 注意事项

(1)加石灰乳既可达到碱溶提取芦丁的目的，又可除去槐花米中含有的大量多糖类黏液质，但 pH 不能过高，以免钙与芦丁形成螯合物而不溶于水。

(2)加热过程中须不断补充蒸发掉的水分，以保持 pH 为 8～9。

(3)酸化提取液时 pH 不宜过低，否则会使芦丁形成𰀀盐而降低产率。

(4)滤液放置过夜后还会有沉淀析出。

## 六、思考题

(1)归属芦丁和槲皮素的[1]H-NMR、[13]C-NMR 谱中的质子信号和碳信号。

(2)根据 UV 谱，能否解析槲皮素的结构？

(3)请根据芦丁的理化性质另设计一条芦丁提取纯化的工艺路线。

# 实验十 葛根中异黄酮类化合物的提取、分离与结构鉴定

葛根是豆科植物野葛[*Pueraria lobata*（Willd）Ohwi]或甘葛藤（*Pueraria thomsonii* Benth)的干燥根，是中医常用祛风解表药，具有解肌退热、生津、透疹、生阳止泻的功效，主治发热无汗、头痛颈强、斑疹不透等症。药理学研究证明，葛根具有退热和解痉作用，其主要的有效成分是异黄酮类成分，如大豆苷、葛根素等。葛根乙醇浸膏片与葛根素用于治疗伴有颈强的高血压、心绞痛及突发性耳聋等症，疗效显著。

## 一、基础理论

| | | | |
|---|---|---|---|
| 大豆素 | $R_1$＝H | $R_2$＝H | $R_3$＝H |
| 大豆苷 | $R_1$＝H | $R_2$＝Glc | $R_3$＝H |
| 葛根素 | $R_1$＝Glc | $R_2$＝H | $R_3$＝H |
| 大豆素-7,4′-二葡萄糖苷 | $R_1$＝H | $R_2$＝Glc | $R_3$＝Glc |
| 7-木糖葛根素 | $R_1$＝Glc | $R_2$＝Xyl | $R_3$＝H |

(1)大豆素(Daidzein)：分子式，$C_{15}H_{10}O_4$；相对分子质量，254.2；白色针晶(甲醇-水)；mp. 315～323 ℃(dec)，高温下可升华；溶于甲醇、乙醇、丙酮和乙醚，在氯仿、苯、水、热水中几乎不溶，在氢氧化钠溶液中溶解并分解。

(2)葛根素（Puerarin）：分子式，$C_{21}H_{20}O_9$；相对分子质量，416.4；白色针晶，

mp. 187～189 ℃；$[\alpha]_D^{30}+9.2°(c=0.5\%,$ DMSO)；易溶于热水，溶于甲醇，略溶于乙醇，冷水中微溶(1：160)，苯、氯仿或乙醚中不溶。

（3）大豆苷（Daidzin）：分子式，$C_{21}H_{20}O_9$；相对分子质量，416.4；白色粉末，mp. 234～236 ℃，或白色针晶(水)，mp. 221～222 ℃；$[\alpha]_D-24°(c=0.1\%,$ DMSO)，或 $[\alpha]_D-42°(0.06$ mol/L 氢氧化钠)。

## 二、目的要求

（1）掌握异黄酮类化合物的提取、分离方法。
（2）掌握异黄酮类化合物的主要性质。
（3）掌握硅胶分配色谱的工作原理和操作方法。
（4）了解异黄酮类化合物结构的波谱鉴定。
（5）了解酚氧苷、碳苷的酸水解难易。

## 三、实验原理

异黄酮及异黄酮苷具有中等极性，能溶于甲醇、乙醇等低级醇，故用乙醇提取，用 $n$-BuOH/$H_2O$ 分配进入 $n$-BuOH 相，再采用柱色谱进行单体成分的分离。

异黄酮因分子结构中的共轭链短，故其颜色及显色反应均不同于黄酮及黄酮醇类。

大豆苷是大豆素的酚氧苷，葛根素是大豆素的碳苷，碳苷比氧苷的苷键稳定，难以水解。

## 四、实验材料与仪器、用具

葛根药材；大豆素、葛根素、大豆苷、葡萄糖对照品；95%乙醇，正丁醇，氯仿，甲醇，冰醋酸，浓盐酸，硫酸，邻苯二甲酸，苯胺，镁粉，二氯氧化锆，氯化铁，铁氰化钾，醋酸铅，碱式醋酸铅，碳酸钡，氘代甲醇，硅胶（300～400 目）。

药匙，500 mL、250 mL、50 mL 圆底烧瓶，球形冷凝管，500 mL、50 mL、10 mL 玻璃量筒，500 mL、60 mL 分液漏斗，玻璃色谱柱（50 mm×600 mm），1000 mL、250 mL、100 mL 锥形瓶，布氏漏斗，抽滤瓶，三角抽滤漏斗，玻璃试管（15 mm×100 mm），试管架，10 mL、1 mL 刻度移液管，长胶头滴管，长玻棒，铁架台，研钵，白瓷板，蒸发皿，洗耳球，滤纸，脱脂棉，硅胶 $GF_{254}$ 预制薄层板，新华一号滤纸，点样毛细管，展层缸，喷雾瓶，核磁管。

中药粉碎机，电子天平，水浴锅，旋转蒸发器，水环式真空泵，三用紫外分析仪，千分之一电子天平，核磁共振仪，电热鼓风干燥箱。

## 五、实验方法及注意事项

### 1. 葛根总异黄酮的提取纯化[3,21-23]

葛根总异黄酮的提取纯化流程如图 2-7 所示。

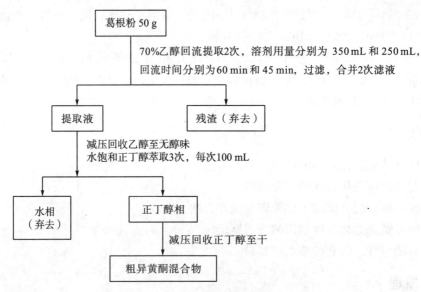

图 2-7  葛根异黄酮的提取纯化流程图

**2. 分离**

采用硅胶柱色谱分离粗异黄酮混合物。

(1)硅胶降活：硅胶(300~400 目)拌入 15%水，混匀，密封，静置，数小时振摇一次，24 h 后每天振摇一次，放置 3 天，使硅胶中的水能较均匀地分布。

(2)拌样：称重粗异黄酮混合物。用少量甲醇加热溶解粗异黄酮混合物，加入 2~3 倍的降活硅胶拌匀，水浴挥尽甲醇或旋转蒸干甲醇，将拌样硅胶研细。

(3)装硅胶柱：称取 100 倍于粗异黄酮混合物的降活硅胶，取一根 50 mm×600 mm 的玻璃色谱柱管，用氯仿－甲醇(99∶1)为初始洗脱剂，湿法装柱。

(4)洗脱：依次用 99∶1、98∶2、95∶5、90∶10、80∶20 的氯仿－甲醇各 500 mL 梯度洗脱，调节活塞使洗脱剂流速为 3~5 mL/min。分部收集，每流份 100 mL。

(5)流份检测：用硅胶薄层色谱检测各流份，以氯仿－甲醇(7∶1)为展开剂，氯化铁－铁氰化钾喷雾显色，与大豆素、葛根素、大豆苷对照品比对，合并含大豆素、葛根素、大豆苷较纯的流份，减压蒸除洗脱剂，残留物用少量甲醇加热溶解，冷却析晶，静置过夜，分别滤取结晶。

**3. 鉴定**

1)性质试验

取自制大豆素 2~3 mg，溶于 5~6 mL 乙醇中作为供试液。

(1)盐酸－镁粉反应：取供试液 1~2 mL，加浓盐酸 3 滴，再加少量镁粉，观察颜色变化。

(2)锆盐反应：取供试液 1~2 mL，加 2%二氯氧化锆甲醇溶液 3~5 滴，观察颜色变化情况。

(3)氯化铁－铁氰化钾反应：取供试液数滴于白瓷板上，加氯化铁－铁氰化钾试剂 1~2 滴，观察颜色变化。

（4）醋酸铅沉淀反应：取大豆素、大豆苷、葛根素各少许，分别溶于热水，各取1 mL加醋酸铅试剂数滴，观察结果。再各取1 mL加入碱式醋酸铅试剂数滴，观察结果。

2）波谱结构鉴定

核磁共振氢谱和碳谱测定：取自制大豆素10 mg、大豆苷和葛根素各15～20 mg，分别溶于0.5 mL氘代甲醇，转移至核磁管中，分别测定$^1$H-NMR和$^{13}$C-NMR谱。

回收核磁管中的大豆素、大豆苷和葛根素。

3）水解试验及结果鉴定

取大豆苷和葛根素各20 mg，分别用10 mL甲醇溶解，再分别加入1‰硫酸20 mL，水浴回流1 h，蒸去甲醇，冷却，分别用水饱和的正丁醇20 mL萃取。正丁醇相减压蒸干，残留物分别用10 mL甲醇溶解，硅胶薄层色谱检测。水相于水浴上加热，搅拌下加碳酸钡细粉至中性；滤除硫酸钡沉淀，滤液在水浴上浓缩至1～2 mL，供纸色谱检测。

（1）硅胶薄层色谱检测：取大豆素、大豆苷、葛根素对照品和大豆苷、葛根素水解液的正丁醇提取物各1 mg左右，分别用1 mL甲醇溶解，得对照品溶液和样品溶液1、样品溶液2。用点样毛细管分别吸取大豆素、大豆苷、葛根素对照品溶液以及样品溶液1、样品溶液2各2 μL，分别点于同一硅胶GF$_{254}$薄层的不同原点（距下端约1 cm）上。以氯仿－甲醇（7∶1）为展开剂，上行展开4 cm左右；取出，晾干。254 nm紫外光下观察暗斑，然后喷氯化铁－铁氰化钾试剂显色，日光下观察色斑。

（2）纸色谱检测：取葡萄糖对照品约5 mg，溶于约1 mL水中，得葡萄糖对照品溶液。用点样毛细管分别吸取葡萄糖对照品溶液和大豆苷、葛根素水解液的正丁醇萃余浓缩液各5 μL，分别点于同一新华一号滤纸（50 mm×200 mm）的不同原点（距下端约2 cm）上。以$n$－BuOH－AcOH－H$_2$O（4∶1∶5，上层）为展开剂，上行展开约15 cm；取出，晾干。喷邻苯二甲酸－苯胺溶液后，105 ℃下烘10 min，显棕色或粉红色斑点。

**4. 注意事项**

（1）用于降活硅胶柱色谱的洗脱剂都应用水饱和，即加入少量水混匀，至有少量水相分层，分取有机溶剂层。

（2）色谱柱撒入拌样硅胶后，不可再振动色谱柱。

（3）放出色谱柱上方溶剂至液面与床面齐平后，再加洗脱剂时，一定要轻柔，不能破坏硅胶床面，可用滴管深入色谱柱上端接近硅胶床顶、贴壁缓慢加入。

## 六、思考题

（1）从葛根中分离出的异黄酮类化合物的显色反应与芦丁有何异同？为什么？

（2）请归属大豆素、大豆苷、葛根素的$^1$H-NMR和$^{13}$C-NMR谱中的质子信号和碳信号。

（3）比较大豆素、大豆苷、葛根素的$^1$H-NMR有何异同，为什么？

（4）比较大豆素和槲皮素的$^1$H-NMR有何异同，为什么？

（5）比较大豆苷和葛根素的酸水解检测结果，如有差异，请说明原因。

## 第五节　萜类和挥发油

### 实验十一　水蒸气蒸馏法和超临界 $CO_2$ 萃取法制备木香油及木香烃内酯和去氢木香内酯的分离、鉴定

木香又名云木香、广木香，为菊科植物木香（*Aucklandia Lappa* Decne）的干燥根。其性辛温，味苦，归脾、胃、大肠、三焦、胆经，具有行气止痛、健脾消食之功效，主治胸胁、脘腹胀痛、泻痢后重、食积不消、不思饮食等症。

木香的主要药效物质是挥发油，其含量用水蒸气蒸馏法测定约为 0.35%，用超临界 $CO_2$ 萃取法测定为 3%～4%。木香油的主要成分为木香烃内酯和去氢木香内酯，具有松弛平滑肌、解痉、抗菌及降压等作用；能保护胃黏膜，抑制胃溃疡的发生；有明显的利胆作用和抗炎、抗肿瘤、抗病毒等生物活性；能够抑制 ADP 诱导的血小板聚集活性。

### 一、基础理论

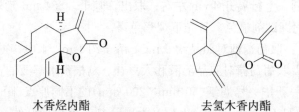

木香烃内酯　　　　　　　　　　去氢木香内酯

(1) 木香烃内酯（Costundide）：分子式，$C_{15}H_{20}O_2$；相对分子质量，232.3；白色粉末，mp. 106～107 ℃，可升华；易溶于氯仿、乙酸乙酯、丙酮，不溶于水。4 ℃以下冷藏、密封、避光。

(2) 去氢木香内酯（Dehydrocostus lactone）：分子式，$C_{15}H_{18}O_2$；相对分子质量，230.3；白色结晶性粉末，mp. 60～61 ℃，可升华；易溶于乙酸乙酯、丙酮、DMSO 等溶剂，不溶于水。4 ℃以下冷藏、密封、避光。

木香烃内酯和去氢木香内酯都是倍半萜内酯，是挥发油中的高沸点成分。

### 二、目的要求

(1) 掌握挥发油水蒸气蒸馏法的基本原理和操作技术。

(2) 掌握超临界 $CO_2$ 萃取法的基本原理和操作技术。

(3) 通过比较水蒸气蒸馏法和超临界 $CO_2$ 萃取法所得挥发油，了解湿、热对挥发油成分的影响。

(4) 掌握挥发油的冷却析脑。

### 三、实验原理

利用挥发油可随水蒸气蒸馏的性质采用水蒸气蒸馏法制备木香油，也可采用超临界

$CO_2$ 流体从药材中萃取挥发油，降低木香油提取的操作温度，同时减少挥发油成分接触氧、湿、光，极大地降低挥发油中不稳定成分的变化，保留挥发油的天然品质。

## 四、实验材料与仪器、用具

木香药材；木香烃内酯、去氢木香内酯对照品；$CO_2$ 气体，甲醇（色谱纯），纯水（色谱纯），石油醚，乙酸乙酯，浓硫酸，香兰素，无水乙醇。

药匙，1000 mL 圆底烧瓶，挥发油测定器，橡胶塞，玻璃管，直形冷凝管，接液管，500 mL 锥形瓶，100 mL 筒形刻度分液漏斗，500 mL 玻璃量筒，10 mL 容量瓶，三角抽滤漏斗，10 mL、1 mL 刻度移液管，洗耳球，滤纸，十八烷基硅烷键合硅胶（ODS）分析柱，0.45 $\mu$m 微孔滤头，20 $\mu$L 进样器，硅胶 $GF_{254}$ 预制薄层板，点样毛细管，展层缸，喷雾瓶。

中药粉碎机，电子天平，超临界萃取装置，冰柜或冰箱，真空泵，超声波清洗器，高效液相色谱仪（配紫外检测器），电吹风。

## 五、实验方法及注意事项

### 1. 水蒸气蒸馏法提取木香油[24-26]

称取木香粗粉 100 g，加 300 mL 蒸馏水拌匀，装入 1000 mL 圆底烧瓶中，润湿 1 h 后，或再加入 300 mL 水振摇、连接挥发油测定器直接加热蒸馏（图 1.4），或连接蒸气发生器进行间接蒸馏（图 1.5）。

如采用挥发油测定器直接蒸馏，蒸馏前自冷凝管向测定器的刻度部分添加蒸馏水到溢流入烧瓶，缓缓加热到沸腾，并保持微沸约 5 h，至测定器中的油量不再增加，停止加热，放置片刻，打开测定器下端的活塞，将水缓缓放出，至油层上端到 0 刻度线约 5 mL 处，放置 1 h，再开启活塞使油层下降至恰与 0 刻度线平齐，读取挥发油量并换算成样品的百分含量。

如采用间接蒸馏，加热蒸气发生器，保持沸腾 6 h，停止加热。收集瓶中的馏出液转入筒形刻度分液漏斗，读取挥发油体积，并根据挥发油质量百分数计算挥发油得率。

$$挥发油得率 = \frac{挥发油质量}{原料质量} \times 100\%$$

### 2. 超临界 $CO_2$ 萃取法提取木香油[27]

取木香粗粉 50 g，装入 100 mL 萃取釜内，以 $CO_2$ 为萃取介质，设定萃取釜温度为 40 ℃，分离釜 I、II 温度为 35 ℃，萃取釜压力为 30 MPa。当萃取压力达 28 MPa，分离釜 I、II 压力达 8 MPa 时，开始进行循环萃取，保持恒温恒压萃取 3 h。从分离釜中取出萃取物，称重，计算萃取率（挥发油得率）。

$$萃取率 = \frac{萃取物质量}{原料质量} \times 100\%$$

### 3. 挥发油析脑

将水蒸气蒸馏法和超临界 $CO_2$ 萃取法所得木香油同时置于 4 ℃下过夜，观察挥发油外观。如有脑析出，分离粗脑。

**4. 挥发油检识**

取水蒸气蒸馏法和超临界 $CO_2$ 萃取法所得木香油以及植物油各一滴，分别滴在一小片滤纸上，做好标记，放置过夜，观察滤纸上的油迹。

**5. 分析不同提取方法的挥发油提取率**

挥发油提取率以木香烃内酯和去氢木香内酯的提取回收率计。木香原料和挥发油的木香烃内酯和去氢木香内酯的含量测定，采用高效液相色谱法分析和外标工作曲线法定量。

对照品溶液：取木香烃内酯、去氢木香内酯对照品各 10 mg 左右，分别用甲醇溶解，定容至 10 mL，得浓度约为 1000 $\mu$g/mL 的木香烃内酯和去氢木香内酯母液。分别取两种母液各 1 mL，混合后用甲醇定容至 10 mL，得木香烃内酯和去氢木香内酯浓度均为 100 $\mu$g/mL 左右的对照品混合溶液。然后采用 10 倍稀释法，制得木香烃内酯和去氢木香内酯浓度均为 10 $\mu$g/mL 左右的对照品混合溶液。

样品溶液：取水蒸气蒸馏法和超临界 $CO_2$ 萃取法所得木香油各 10 mg 左右，加入甲醇制成浓度约为 1 mg/mL 的溶液供试。如果浓度过高，可用甲醇稀释。

另取提取原料木香粗粉 1 g，加入 100 mL 甲醇，浸泡过夜后超声提取 30 min，过滤，弃初滤液，取续滤液供试。

色谱条件——色谱柱 ODS 分析柱

流动相——甲醇－水(65∶35)

检测波长——225 nm

流速——1 mL/min

柱温——25 ℃

进样量——10 $\mu$L

比较两种方法提取的木香油的成分组成，主要是木香烃内酯和去氢木香内酯的含量。计算两种挥发油提取方法的木香烃内酯和去氢木香内酯的提取率。

$$提取率=\frac{挥发油中某成分含量\times挥发油质量}{原料中某成分含量\times投料量}\times100\%$$

**6. 木香油的薄层色谱鉴别**

取两种方法制得的木香油中析出的脑各 1 mg 左右，分别溶于 1 mL 甲醇。

用点样毛细管分别吸取上一步中的木香烃内酯和去氢木香内酯对照品母液各 2 $\mu$L，两种自制木香油的甲醇溶液及两种脑的甲醇溶液各 5 $\mu$L，木香甲醇提取液 5 $\mu$L，分别点于同一硅胶 $GF_{254}$ 薄层的不同原点(距底部 1 cm 左右)上。

以石油醚－乙酸乙酯(9∶1)为展开剂，上行展开约 4 cm；取出，晾干。

喷 0.5％香兰素－硫酸，120 ℃下加热至呈色。

比较木香药材两种方法提取的木香挥发油及析出的脑的成分组成。

**7. 注意事项**

(1)采用直接蒸馏法简单，但原料易受强热而焦化，或使成分发生变化，所得挥发油的芳香气味可能变味；间接蒸馏法的设备稍复杂，但可避免过热或焦化。

（2）馏出液如形成乳浊液，可采用盐析法促使挥发油自水中析出。

## 六、思考题

（1）水蒸气蒸馏法和超临界 $CO_2$ 萃取法所得木香油的成分组成有差异吗？试分析原因。

（2）简述超临界流体的特性和超临界流体萃取法的特点。

（3）请举出几种挥发油提取、分离的新技术，分析它们的优缺点。

# 实验十二　地黄中总环烯醚萜苷的提取及梓醇的纯化和鉴定

地黄是常用补益中药材之一，是玄参科植物地黄（*Rehmannia glutinosa* Libosch.）的新鲜或干燥块根，始载于《神农本草经》，列为上品。全国大部分地区有栽培。河南怀庆（今新乡地区）是地黄的道地产区，习称怀地黄。

地黄入药有鲜、生、熟之分。将鲜地黄缓缓烘焙至约八成干即为生地黄，生地黄进一步炮制加工制成熟地黄。鲜地黄性寒，味甘苦，清热生津，凉血止血，用于热病伤阴、舌绛烦渴。生地黄性寒，味甘，清热凉血，养阴生津，用于舌绛烦渴、阴虚内热。熟地黄性微温，味甘，滋阴补血，益精填髓，用于肝肾阴虚、血虚萎黄。现代药理研究表明，地黄具有降血糖、免疫调节、抑制肿瘤、抗衰老，以及增强造血功能和保护心脑血管系统等作用。

地黄的化学成分以环烯醚萜苷为主，如梓醇，二氢梓醇，乙酰梓醇，益母草苷，桃叶珊瑚苷，单蜜力特苷，蜜力特苷，去羟栀子苷，筋骨草苷，海胆苷，地黄苷 A、B、C、D 等，其中梓醇的含量最高，在鲜地黄中的含量为 $3\%\sim4\%$，在生地黄中也高达 $2\%$ 左右[28]。

梓醇具有神经保护、抗肿瘤、降血糖、保护心血管系统等多种药理作用，可用于治疗帕金森氏病、阿尔茨海默病、神经衰弱，对脑缺血有保护作用，还可对抗糖尿病，对心肌缺血和氧化压力导致的心肌损伤也有促进修复作用。

## 一、基础理论

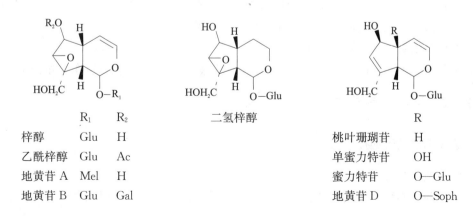

|  | $R_1$ | $R_2$ |
| --- | --- | --- |
| 梓醇 | Glu | H |
| 乙酰梓醇 | Glu | Ac |
| 地黄苷 A | Mel | H |
| 地黄苷 B | Glu | Gal |

二氢梓醇

|  | R |
| --- | --- |
| 桃叶珊瑚苷 | H |
| 单蜜力特苷 | OH |
| 蜜力特苷 | O—Glu |
| 地黄苷 D | O—Soph |

| | $R_1$ | $R_2$ |
|---|---|---|
| 筋骨草醇 | H | H |
| 6－O－E－feruloyl ajugol | E-feruloyl | H |
| 6－O－P－coumaroyl ajugol | P-coumaroyl | H |
| 6－O－Z－feruloyl ajugol | Z-feruloyl | H |
| 6－O－P－hydroxybenzoate ajugol | P-hydroxy benzoyl | H |
| 6－O－vanillate ajugol | vanilloyl | H |
| 地黄苷 C | H | Gal |

梓醇(catalpol)：分子式，$C_{15}H_{22}O_{10}$；相对分子质量，362.3；$[\alpha]_D - 103.8°(c = 0.5,$ MeOH)；无色针晶，mp. 202～204 ℃，bp. 675.6 ℃(760 mm Hg)；易溶于水、甲醇，可溶于乙醇、丙酮和正丁醇，难溶于氯仿、乙醚等低极性溶剂。

## 二、目的要求

(1)掌握环烯醚萜苷类成分的理化性质，学习该类成分的提取方法。

(2)了解环烯醚萜苷类成分的检识反应和显色反应。

(3)掌握大孔吸附树脂纯化化合物的原理及使用方法。

(4)掌握干法装柱的操作及要点。

## 三、实验原理

梓醇在酸、碱、酶作用下失去葡萄糖，苷元极不稳定，发生聚合而成黑色树脂样物，梓醇的提取纯化难度大，其在药材中的含量也随着加工和贮存而降低较快，所以，在提取纯化梓醇时，一定要避开酸、碱，并灭活酶。为此，在地黄粉碎后，应迅速拌入碳酸钙或氢氧化钡以抑制酶活性和中和植物酸。环烯醚萜苷的水溶性强，故用含水乙醇提取，利用其苷元部分的亲脂性，采用非极性大孔吸附树脂将其与水溶性杂质分离。

## 四、实验材料与仪器、用具

生地黄药材；碳酸钙，95％乙醇，乙酸乙酯，甲醇，氯仿，苯胺，浓盐酸，硫酸，氢氧化钠，碘，H103 树脂，柱色谱硅胶(300～400 目)。

20 目药筛，药匙，1000 mL、250 mL、50 mL 玻璃量筒，1000 mL、500 mL、100 mL、50 mL 圆底烧瓶，1000 mL 分液漏斗，玻璃色谱柱(30 mm×450 mm 和 20 mm×300 mm)，铁架台，500 mL 烧杯，1000 mL、500 mL、50 mL 锥形瓶，储液球，玻璃试管(15 mm×100 mm)，试管架，球形冷凝管，布氏漏斗，抽滤瓶，5 mL、2 mL、1 mL 刻度移液管，研钵，长胶头滴管，长玻棒，洗耳球，脱脂棉，广泛 pH 试纸，硅胶 G 预制薄层板，点样毛细管，展层缸，标本缸。

电子天平，中药粉碎机，超声波清洗器，旋转蒸发器，水环式真空泵，水浴锅。

## 五、实验方法及注意事项

### 1. 总环烯醚萜苷的提取纯化[29,30]

1)提取纯化流程

地黄总环烯醚萜苷的提取纯化流程如图 2-8 所示。收集 70％醇洗脱物，抽干，备用。

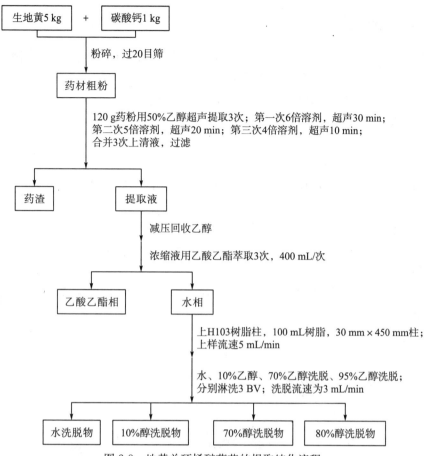

图 2-8 地黄总环烯醚萜苷的提取纯化流程

2）大孔吸附树脂预处理

大孔吸附树脂用 1 倍树脂床体积（1 BV）的 95％乙醇浸泡过夜，湿法装柱，用 95％乙醇以 2 BV/h 的流速冲洗，至洗脱液无紫外吸收，加等量水不出现浑浊；用蒸馏水以 2 BV/h 的流速冲洗至无醇；用 2 BV 的 5％盐酸以 4 BV/h 的速度流过树脂床，并浸泡树脂 2～4 h；用蒸馏水以 4 BV/h 的流速冲至 pH 中性；用 2 BV 的 2％氢氧化钠水溶液以 4 BV/h的速度流过树脂床，浸泡树脂 2～4 h，然后用蒸馏水以 4 BV/h 的流速冲至 pH 中性，备用。

3）硅胶干柱色谱分离梓醇

（1）干法装柱：取 30 g 柱色谱硅胶（300～400 目），采用干法装填入一根 20 mm×300 mm 的玻璃色谱柱中，备用。

（2）拌样：取 2 g 大孔吸附树脂的 70％醇洗脱物，用尽量少的甲醇溶解，加入 2～4 g 柱色谱硅胶，拌匀，挥干甲醇，研成粉末，即为拌样硅胶。

（3）干法上样和洗脱：将拌样硅胶均匀撒在硅胶柱床上。用氯仿－甲醇－水（8∶2∶0.2）洗脱，分部收集，每份 50 mL。

（4）流份检测和合并：将各洗脱流份分别点样于硅胶 G 薄层上，用氯仿－甲醇－水（7∶3∶0.5）上行展开约 4 cm，取出，晾干。碘蒸气熏蒸显色。

合并含有梓醇的流份，减压蒸干。残留物用甲醇结晶，得梓醇白色结晶性粉末。

**3. 梓醇的理化鉴定**

(1)酸水解：取梓醇粉末(或树脂柱 70%醇洗脱物)50 mg，置于 50 mL 圆底烧瓶中，加入 2%硫酸 10 mL，加热回流，注意观察水解液的变化。

(2)Shear 试剂反应：取梓醇粉末(或树脂柱 70%醇洗脱物)少许，加入 1 mL Shear 试剂(浓盐酸：苯胺=1:15)，观察颜色变化。

**4. 注意事项**

(1)地黄粉碎后，须尽快拌入碳酸钙或氢氧化钡，以抑制酶活性并中和植物酸，防止环烯醚萜苷的水解。

(2)树脂柱一经装好，树脂床面不得暴露在液面之上。

(3)硅胶干法装柱时，须将全部硅胶填料一次性加入色谱柱中，然后敲击或墩柱。加样后，不得再振动色谱柱。

(4)干硅胶柱在最初加洗脱液时，要轻且快，既不能破坏硅胶床面，也不能使硅胶床面暴露在液面之上。

## 六、思考题

(1)梓醇的酸水解有什么现象？其原因是什么？

(2)用于分离梓醇的硅胶需要活化吗？为什么？

## 实验十三　穿心莲内酯的提取、分离、鉴定及亚硫酸氢钠加成物的制备

穿心莲又名一见喜、斩蛇剑、苦草、榄核莲，为爵床科穿心莲属植物穿心莲 [*Andrographis paniculata* (Burm. f.) Nees]的全草或叶。其味苦，性寒，归心、肺、大肠、膀胱经，具清热解毒、凉血、消肿、燥湿的功效，用于治疗感冒发热、咽喉肿痛、顿咳劳嗽、泄泻痢疾、热淋涩痛、痈肿疮疡、毒蛇咬伤等症。

穿心莲含有多种二萜内酯类化合物，含量较高的有穿心莲内酯、新穿心莲内酯、去氧穿心莲内酯、高穿心莲内酯、脱水穿心莲内酯、潘尼内酯等，前两者是穿心莲抗菌消炎的主要成分。穿心莲还含有穿心莲烷、穿心莲酮、穿心莲甾醇、黄酮类、皂苷类等。

穿心莲内酯可与亚硫酸氢钠加成，生成水溶性的穿心莲内酯磺化物，具有清热解毒、止咳止痢、抗菌消炎的作用，主治细菌性痢疾、肺炎、急性扁桃体炎、腮腺炎、喉炎及上呼吸道感染等疾病，市售品有针剂、粉针及冻干粉针。

## 一、基础理论

(1)穿心莲内酯(andrographolide)：又名穿心莲乙素；分子式，$C_{20}H_{30}O_5$；相对分子质量，350.4；无色方形或长方形结晶，mp. 230~232 ℃；$[\alpha]_D^{20} -126°$(冰醋酸)；可溶于甲醇、乙醇、丙酮、吡啶中，微溶于氯仿、乙醚，难溶于水及石油醚；味极苦。

穿心莲内酯　　　　新穿心莲内酯　　　　去氧穿心莲内酯　　　　脱水穿心莲内酯

（2）新穿心莲内酯（neo-andrographolide）：又名穿心莲丙素，穿心莲苷；分子式，$C_{26}H_{40}O_8$；相对分子质量，480.6；无色柱状结晶，mp. 167～168 ℃；$[\alpha]_D^{20}+22.5°\sim+45°$（无水乙醇）；可溶于甲醇、乙醇、丙酮、吡啶，微溶于氯仿和水，不溶于乙醚和石油醚；无苦味。

（3）去氧穿心莲内酯（14-deoxy-andrographolide）：又名穿心莲甲素；分子式，$C_{20}H_{30}O_4$；相对分子质量，334.4；无色片状或长方形结晶，mp. 175～176 ℃；$[\alpha]_D^{20}+20°\sim+26°$（$c=1\%$，氯仿）；可溶于甲醇、乙醇、丙酮、吡啶、氯仿、乙醚、苯，微溶于水；味稍苦。

（4）脱水穿心莲内酯（14-deoxy-11,12-didehydro-andrographolide）：分子式，$C_{20}H_{28}O_4$；相对分子质量，332.4；无色针晶，mp. 203～204 ℃；易溶于乙醇、丙酮，可溶于氯仿，微溶于苯，几乎不溶于水。

（5）亚硫酸氢钠穿心莲内酯（andrographolidi-natrii bisulfi）：即14-脱羟-13-脱氢穿心莲内酯-12-磺酸钠盐；分子式，$C_{20}H_{30}O_5\cdot NaHSO_3$；相对分子质量，454.5；白色或类白色无定形粉末，mp. 226～227 ℃；略具引湿性，易溶于水，溶于甲醇，略溶于乙醇，微溶于氯仿；无臭，味微苦。

## 二、目的要求

（1）掌握二萜内酯类化合物的一种提取方法。
（2）掌握用活性炭脱除天然药物提取物中的叶绿素的方法。
（3）掌握二萜内酯类化合物的理化性质及鉴定方法。
（4）学习亚硫酸氢钠加成物的制备方法。

## 三、实验原理

穿心莲内酯类化合物易溶于甲醇、乙醇、丙酮等溶剂，故用乙醇提取，但穿心莲含大量的叶绿素，随内酯类化合物一起被乙醇提取出来。因为叶绿素的极性低，故可用非极性多孔吸附剂——活性炭吸附脱去，脱色后的提取液经乙醇重结晶得到总二萜内酯类化合物。然后利用穿心莲内酯与去氧穿心莲内酯在氯仿中的溶解度不同，将二者分开。为增加穿心莲内酯的水溶性，将穿心莲内酯制成亚硫酸氢钠加成物。

## 四、实验材料与仪器、用具

穿心莲药材；穿心莲内酯对照品；95%乙醇，氯仿，丙酮，粉末活性炭，亚硫酸氢钠，氢氧化钠，氢氧化钾，亚硝酰铁氰化钠，3,5-二硝基苯甲酸，碘。

药匙，1000 mL 烧杯，500 mL、10 mL 玻璃量筒，1000 mL、500 mL、50 mL 圆底烧

瓶，球形冷凝管，60 mL 分液漏斗，试管（15 mm×100 mm），试管架，布氏漏斗，抽滤瓶，三角抽滤漏斗，蒸发皿，长玻璃滴管，滤纸，硅胶 G 预制薄层板，点样毛细管，展层缸，喷雾瓶，标本缸，铁架台。

中药粉碎机，电子天平，渗漉筒，旋转蒸发器，水环式真空泵，水浴锅，超声波清洗器，电热鼓风干燥箱，熔点测定仪。

## 五、实验操作及注意事项

### 1. 穿心莲总内酯类化合物的提取

1）渗漉法

取穿心莲药材粗粉 100 g，加 1.5 倍量 95％乙醇拌匀，放置 30 min，装入渗漉筒内，层层压紧，然后加 95％乙醇至液面没过药粉 1～2 cm，浸泡 24 h 后开始渗漉。打开渗漉筒下端止液阀，调节流速为 1～2 mL/min，收集 10 倍量渗漉液（$V/W$），减压回收乙醇至 300 mL 左右。

2）回流法

取穿心莲干粗粉 100 g，置于 1000 mL 圆底烧瓶中，加 500 mL 80％乙醇，水浴加热回流 1.5 h，过滤，收集提取液。药渣再加 300 mL 80％乙醇，水浴回流 1 h，过滤。合并两次提取液，减压回收乙醇至 300 mL 左右。

### 2. 脱叶绿素

上述穿心莲提取液浓缩后，加入粉末活性炭，加量为浓缩液的 15％～20％（$W/V$），水浴回流 30 min，过滤，并用少量热 75％乙醇洗涤滤饼 2 次，合并滤液和洗涤液，减压浓缩至 15～20 mL，室温放置析晶，滤集结晶，即为穿心莲总内酯粗品。

### 3. 穿心莲内酯精制

穿心莲总内酯粗品加入约 3 倍量氯仿，超声助溶，或水浴回流 10 min，过滤；不溶物用少量热氯仿洗涤两次，50 ℃干燥。氯仿不溶物加入 40 倍丙酮，水浴回流 10 min，过滤；不溶物再加 20 倍丙酮，水浴回流 10 min，过滤；合并两次丙酮液，回收丙酮至 1/3 体积，放置析晶，滤取白色颗粒状结晶，即为穿心莲内酯。

### 4. 穿心莲内酯亚硫酸氢钠加成物的制备

取精制穿心莲内酯 0.5 g，置 50 mL 圆底烧瓶中，加 95％乙醇 5 mL 及等摩尔的 4％亚硫酸氢钠水溶液（约 4 mL），水浴回流 30 min，转入蒸发皿中，在水浴上蒸发至无醇味，再加 5 mL 水溶解，冷却，过滤，滤液用少量氯仿萃取洗涤 3 次，分取水层减压蒸发至近干。残留物加 15 mL 左右 95％乙醇溶解，滤除不溶物，乙醇溶液减压浓缩至干，得白色粉末，即为亚硫酸氢钠穿心莲内酯。

### 5. 鉴定

1）熔点测定

用熔点测定仪测定穿心莲内酯和亚硫酸氢钠穿心莲内酯的熔点，穿心莲内酯的熔点应为 230~232 ℃，其亚硫酸氢钠加成物的熔点应为 226~227 ℃。

2）显色反应

（1）Legal 反应：取穿心莲内酯结晶少许，加 95％乙醇 0.5~1 mL 使溶解，加 0.3％亚硝酰铁氰化钠溶液 2 滴，10％氢氧化钠溶液 1 滴，应呈紫色。

（2）Kedde 反应：取穿心莲内酯结晶少许，加 95％乙醇 0.5~1 mL 使溶解，加 3，5-二硝基苯甲酸碱液 2 滴，应呈紫色。

3）薄层色谱鉴别

取穿心莲内酯对照品、自制穿心莲内酯、自制亚硫酸氢钠穿心莲内酯各 1 mg 左右，分别用 1 mL 甲醇溶解。

用点样毛细管分别取上述 3 种溶液 5 μL 左右，点于同一硅胶 G 薄层的不同原点上，以氯仿-甲醇（9：1）上行展开 4 cm 左右，取出，晾干；另取一张薄层板，如上点样上述 3 种溶液，以氯仿-甲醇-正丁醇（2：2：1）上行展开 4 cm 左右，取出，晾干。

上述两张薄层板分别用碘蒸气熏蒸或喷 Kedde 试剂、加热显色。

比较穿心莲内酯和亚硫酸氢钠穿心莲内酯的薄层色谱图。

**6. 注意事项**

（1）穿心莲内酯类化合物为二萜内酯，性质不稳定，易氧化、聚合而树脂化，故所用穿心莲原料应为当年产品，且防潮保存，否则内酯含量下降明显。

（2）用乙醇加热回流穿心莲时，叶绿素、树脂及无机盐杂质的提出量远大于渗漉法，导致析晶和精制更为困难。

（3）制备穿心莲内酯的亚硫酸氢钠加成物时，亚硫酸氢钠溶液应新鲜配制。

（4）计算亚硫酸氢钠加量时，应根据亚硫酸氢钠的含量进行折算，宜稍多加亚硫酸氢钠溶液。

## 六、思考题

（1）天然药物提取物中的叶绿素常被当作杂质而需除去，请问有哪些方法可脱除叶绿素？

（2）请设计一条提取纯化流程，将穿心莲内酯、新穿心莲内酯、去氧穿心莲内酯、脱水穿心莲内酯分离开来，得到各单体化合物。

（3）根据穿心莲内酯、新穿心莲内酯、去氧穿心莲内酯、脱水穿心莲内酯的分子结构判断它们的极性强弱，并推测它们在硅胶薄层上的比移值大小。

# 第六节 三萜及三萜皂苷

## 实验十四 女贞子中齐墩果酸的提取、分离和鉴定

齐墩果酸（oleanolic acid）有降低转氨酶、促进肝细胞再生、抗炎的作用，对四氯化碳引起的大鼠急性肝损伤有明显的保护作用，临床上已用于治疗急性黄疸型肝炎，对慢性肝炎也有一定疗效。齐墩果酸还有降血脂、降血糖、抗病毒、强心、利尿、抗肿瘤、镇静等

作用，也被用于降血糖的功能性食品中。

齐墩果酸属五环三萜类化合物，结构较复杂，尚未采用化学合成，主要从植物中提取。齐墩果酸广泛存在于高等植物中，富含于木犀科植物齐墩果的叶、女贞的果实，龙胆科植物青叶胆全草、川西獐牙菜，伞形科植物大星芹的叶、根，五加科植物楤木的根皮及茎皮，葫芦科植物大籽雪胆、可爱雪胆、中华雪胆的块根等中。齐墩果酸以游离苷元及糖苷的形式存在于自然界。

女贞子是木犀科植物女贞(*Ligustrum lucidum* Ait)的干燥成熟果实，为传统中药材，性甘、凉，味苦，具有滋补肝肾、明目乌发的功效，用于肝肾阴虚、头昏目眩、耳鸣、腰膝酸软、须发早白等症。齐墩果酸在女贞子中的含量约为 1.4%，主要存在于其果皮和果肉中，含量高达 14%～17%[31]。

## 一、基础理论

齐墩果酸

齐墩果酸(oleanolic acid)：又名土当归酸；分子式，$C_{30}H_{48}O_3$；相对分子质量，456.7；白色针晶(乙醇)，mp. 309～310 ℃；$[\alpha]_D^{20} +68°～+78°(c=0.15，氯仿)$；可溶于甲醇、乙醇、乙醚、丙酮、氯仿，几乎不溶于水；无臭，无味。

## 二、目的要求

(1)掌握五环三萜化合物的主要理化性质。

(2)掌握五环三萜化合物的提取分离方法。

(3)了解五环三萜化合物的核磁共振氢谱和碳谱特点。

(4)要求得到齐墩果酸。

## 三、实验原理

女贞子中的齐墩果酸主要富集在果皮中，为了减少提取溶剂容量，降低提取设备的工作压力和能耗，提高生产效率，需分离女贞子的果皮和种子，只提取其果皮。果皮中含有大量水溶性有机物，如糖分和有机酸，故利用齐墩果酸不溶于水的性质，先用水煮女贞子，既可除去水溶性杂质，又有助于分离果皮和种子。利用齐墩果酸溶于乙醇的性质，用乙醇将其从果皮中提取出来，再利用其含羧基的结构特征，用碱水将其与其他脂溶性杂质相分离。

## 四、实验材料与仪器、用具

女贞子药材；齐墩果酸对照品；95%乙醇，甲醇，醋酸酐，冰醋酸，浓盐酸，浓硫酸，氢氧化钠，氯化钠，粉末活性炭，石油醚(60～90 ℃)或环己烷，乙酸乙酯，香兰素，氘代氯仿。

药匙，1000 mL 烧杯，100 mL 量筒，250 mL、50 mL 圆底烧瓶，球形冷凝管，三角玻璃漏斗，三角抽滤漏斗，试管(15 mm×100 mm)，试管架，10 mL、2 mL 刻度移液管，长胶头滴管，铁架台，滤纸，广泛 pH 试纸，硅胶 G 预制薄层板，点样毛细管，展层缸，喷雾瓶，核磁管。电子天平，电炉，电热鼓风干燥箱，旋转蒸发器，水环式真空泵，水浴锅，电子分析天平，核磁共振仪。

## 五、实验方法及注意事项

### 1. 药材预处理

取女贞子 100 g，加水 500 mL，室温浸泡 1 天，弃水浸液；加水煎煮两次，每次用水600 mL，煮沸 30 min，弃水煎液。剥离果皮和种子，收集果皮，于 80~90 ℃下鼓风干燥。

### 2. 提取纯化流程[3,31,32]

女贞子齐墩果酸的提取纯化流程如图 2-9 所示。

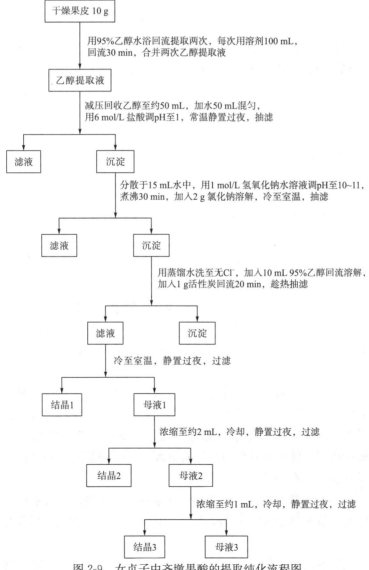

图 2-9　女贞子中齐墩果酸的提取纯化流程图

**3. 产品鉴定**

1) 呈色反应

取少许结晶 1 置试管中，加 1 mL 醋酐溶解，沿管内壁滴加数滴浓硫酸，观察两液层交界处的颜色现象。

2) 薄层色谱鉴别

取齐墩果酸对照品及结晶 1、结晶 2、结晶 3 各 1 mg 左右，分别用 1 mL 甲醇溶解。分别用毛细管吸取对照品溶液和各结晶的溶液各 5 μL，分别点于同一硅胶 G 薄层的不同原点上（距底部约 1 cm）。用石油醚－乙酸乙酯（3∶1）或环己烷－乙酸乙酯（4∶1）上行展开约 4 cm，取出晾干。喷香兰素－浓硫酸，105 ℃烘烤 5 min 显色。

3) 核磁共振谱解析

取 5 mg 结晶 2，用 0.5 mL 氘代氯仿溶解，测定核磁共振氢谱和核磁共振碳谱。

**4. 注意事项**

(1) 女贞子药材煎煮处理前须加水室温浸泡一段时间，是为了利用药材中的酶水解齐墩果酸的糖苷，释放游离的齐墩果酸。故所用药材最好未经过高温干燥。

(2) 齐墩果酸的 TLC 图谱常出现拖尾，可在 5 mL 展开剂中加入 1 滴冰醋酸。

## 六、思考题

(1) 乙醇提取齐墩果酸前用水煎煮女贞子会导致齐墩果酸损失吗？

(2) 在齐墩果酸的纯化操作中，加酸的作用是什么？碱溶后加氯化钠的作用是什么？

(3) 按实验流程所得结晶 1、结晶 2、结晶 3 的 TLC 图谱有无差异？为什么？

## 实验十五　人参叶总皂苷的提取、分离和结构鉴定

人参叶为五加科植物人参（*Panax ginseng* C. A. Mey.）的干燥叶，其药用始载于《本草纲目拾遗》，味苦、甘，性寒，归肺、胃二经，具补气、益肺、祛暑、生津的功效，用于气虚咳嗽、暑热烦躁、津伤口渴、头目不清、四肢倦乏等症；同人参一并被收入《中华人民共和国药典》（2010 版）。

现代药理研究表明，人参叶的药理作用与人参极为相似，对肿瘤、肝炎、冠心病、阿狄森氏病有较好的治疗效果，能加强大脑皮层的兴奋过程，加快神经冲动传导，缩短神经反射潜伏期，增强条件反射，提高分析能力。人参叶还能改善人体机能，有显著的抗疲劳、利尿及抗辐射作用，能增强机体对各种有害刺激的防御能力；对心肌营养不良、冠状动脉硬化、神经衰弱等均有一定的防治作用。

人参叶所含成分与人参类似，某些成分的含量甚至高于根，如人参的主要活性成分人参皂苷类在叶中的含量可达干重的 12%，约为根的 2 倍。故目前人参叶是提取人参皂苷的主要原料。

人参叶中已经鉴定的人参皂苷有 40 余种，多数的苷元为四环三萜，具有达玛烷型母

核，又根据 C—6 上是否连接羟基又分为原人参二醇类（A 型）和原人参三醇类（B 型）。也有少数的苷元为五环三萜，具有齐墩果烷型母核（C 型），如人参皂苷 Ro。药典规定的人参叶含量测定项包括人参皂苷 Re 和 $Rg_1$。

## 一、基础理论

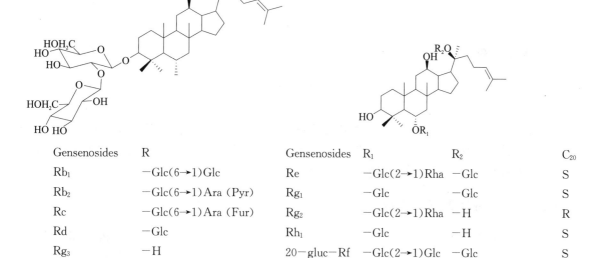

| Gensenosides | R |
|---|---|
| $Rb_1$ | $-Glc(6{\to}1)Glc$ |
| $Rb_2$ | $-Glc(6{\to}1)Ara\,(Pyr)$ |
| Rc | $-Glc(6{\to}1)Ara\,(Fur)$ |
| Rd | $-Glc$ |
| $Rg_3$ | $-H$ |

| Gensenosides | $R_1$ | $R_2$ | $C_{20}$ |
|---|---|---|---|
| Re | $-Glc(2{\to}1)Rha$ | $-Glc$ | S |
| $Rg_1$ | $-Glc$ | $-Glc$ | S |
| $Rg_2$ | $-Glc(2{\to}1)Rha$ | $-H$ | R |
| $Rh_1$ | $-Glc$ | $-H$ | S |
| 20-gluc-Rf | $-Glc(2{\to}1)Glc$ | $-Glc$ | S |
| $F_1$ | $-H$ | $-Glc$ | S |
| $F_3$ | $-H$ | $-Glc(6{\to}1)Ara(Pyr)$ | S |

（1）人参皂苷 $Rb_1$（Gensenoside $Rb_1$）：分子式，$C_{54}H_{92}O_{23}$；相对分子质量，1109.3；白色粉末，mp. 197～198 ℃；$[\alpha]_D$ +28.8°（$c=0.91$，MeOH）；易溶于甲醇、乙醇、水、吡啶，不溶于苯、乙醚。

（2）人参皂苷 $Rb_2$（Gensenoside $Rb_2$）：分子式，$C_{53}H_{90}O_{22}$；相对分子质量，1079.3；白色粉末，mp. 197～199 ℃；$[\alpha]_D$ +4.3°（MeOH）；溶解性同人参皂苷 $Rb_1$。

（3）人参皂苷 Rc（Gensenoside Rc）：分子式，$C_{53}H_{90}O_{22}$；相对分子质量，1079.3；白色粉末，mp. 192～194 ℃；$[\alpha]_D$ +1.93°（$c=1.03$，MeOH）；溶解性同人参皂苷 $Rb_1$。

（4）人参皂苷 Rd（Gensenoside Rd）：分子式，$C_{48}H_{82}O_{18}$；相对分子质量，947.1；白色粉末，mp. 206～209 ℃；$[\alpha]_D$ +17.8°（$c=1.03$，MeOH）；溶解性同人参皂苷 $Rb_1$。

（5）人参皂苷 Re（Gensenoside Re）：分子式，$C_{48}H_{82}O_{18}$；相对分子质量，947.1；白色粉末或无色针晶（50%乙醇或含水甲醇），mp. 200～203 ℃；$[\alpha]_D$ 0～-1.00°（$c=1.00$，MeOH）；溶解性同人参皂苷 $Rb_1$。

（6）人参皂苷 $Rg_1$（Gensenoside $Rg_1$）：分子式，$C_{42}H_{72}O_{14}$；相对分子质量，801.0；白色粉末，mp. 194～196 ℃；$[\alpha]_D$ +24.8°（MeOH）或+32°（吡啶）；溶于甲醇、乙醇、吡啶、热丙酮，稍溶于氯仿、乙酸乙酯。

（7）人参皂苷 $Rg_3$（Gensenoside $Rg_3$）：分子式，$C_{42}H_{72}O_{13}$；相对分子质量，785.0；白色粉末，mp. 315～318 ℃；溶于甲醇、乙醇，水中溶解度低，不溶于乙醚、氯仿。

## 二、目的要求

(1)掌握皂苷的提取分离方法。

(2)掌握大孔吸附树脂分离化合物的原理及操作。

(3)掌握半吸附半分配硅胶柱色谱的操作技术。

(4)掌握高效液相色谱仪的结构组成及操作方法。

(5)了解达玛烷型三萜类化合物的氢谱特征。

(6)获得人参皂苷 Re 单体。

## 三、实验原理

人参叶含有大量的叶绿素、叶黄素、黄酮等,提取人参皂苷首先须除去叶绿素的干扰。利用皂苷亲水性强、能溶于热水而叶绿素极性低、不溶于水的性质差异,用热水提取人参皂苷;然后利用皂苷分子中苷元具有亲脂性,用大孔树脂吸附法将提取液中的人参皂苷和水溶性杂质如糖类、氨基酸、肽类等相分离;最后利用不同的人参皂苷的极性差异,采用硅胶柱色谱和反相高效液相色谱(RP-HPLC)分离出人参皂苷 Re。

## 四、实验材料与仪器、用具

人参叶;人参皂苷 Re 对照品;95％乙醇,氯仿,乙酸乙酯,正丁醇,甲醇,冰醋酸,浓硫酸,AB-8 树脂,柱色谱硅胶(300~400 目),乙腈(色谱纯),纯水(色谱纯),氘代甲醇。

剪刀,500 mL 烧杯,500 mL、250 mL、50 mL 玻璃量筒,玻璃色谱柱(30 mm×400 mm)和(30 mm×600 mm),250 mL 分液漏斗,500 mL、100 mL 锥形瓶,250 mL、50 mL 圆底烧瓶,玻璃试管(15 mm×150 mm),试管架,布氏漏斗,抽滤瓶,10 mL 刻度移液管,洗耳球,长玻棒,胶头滴管,铁架台,半制备十八烷基硅烷键合硅胶(ODS)柱,100 μL 进样器,0.45 μm 微孔滤膜,硅胶 G 预制薄层板,点样毛细管,展层缸、喷雾瓶,核磁管。

电子天平,电炉,旋转蒸发器,水环式真空泵,水浴锅,高效液相色谱仪(配紫外检测器),自动分部收集器,核磁共振仪,电吹风或电热鼓风干燥箱。

## 五、实验方法及注意事项

### 1. 人参叶皂苷的提取纯化[5,33]

人参叶皂苷的提取纯化流程如图 2-10 所示。

### 2. 人参皂苷 Re、Rd 的分离纯化

取硅胶柱的氯仿-甲醇-水(100∶50∶10)洗脱液,减压蒸干;残留物用 2 mL 甲醇溶解,0.45 μm 微孔滤膜过滤,用于半制备 RP-HPLC 分离。

色谱柱:半量制备 ODS 柱。

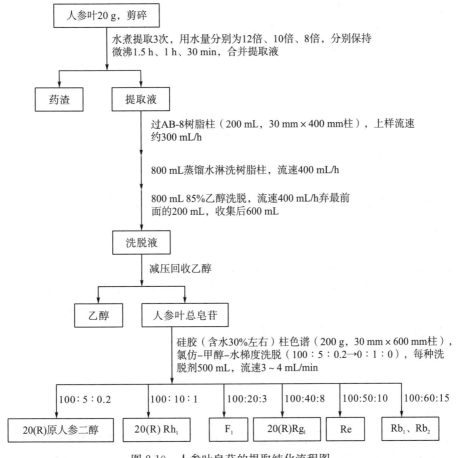

图 2-10 人参叶皂苷的提取纯化流程图

流动相：乙腈一水；梯度程序：0～30 min，20：80→30：70；30～35 min，30：70→100：0；35～45min，100：0。

流速：5 mL/min。

UV 检测器，λ＝203 nm。

进样量：100 μL。

分别收集两个主要的洗脱峰，减压蒸干。残留物分别用少量 50％甲醇回流溶解，室温静置析晶，分别得白色固体。

### 3. 人参皂苷 Re、Rd 的结构鉴定

1）薄层色谱鉴别

取人参皂苷 Re 对照品及自制人参皂苷 Re、Rd 各 1 mg 左右，分别溶于 1 mL 甲醇中。

分别用点样毛细管吸取人参皂苷 Re 对照品溶液、自制人参皂苷 Re 样品溶液、自制人参皂苷 Rd 样品溶液各 5 μL，点于同一预制硅胶 G 薄层的不同原点上（距底部约 1 cm）。

用氯仿－乙酸乙酯－甲醇－水(15：40：22：10)的下层或正丁醇－乙酸－水(4：1：5)的上层为展开剂，上行展开 4 cm 左右；取出，晾干。

喷 10％硫酸－乙醇溶液，105 ℃下加热至显色清晰。

2）核磁共振谱测定

取自制的人参皂苷 Rd、Re 各 10 mg，分别用 0.5 mL 氘代甲醇溶解，转移至核磁管中，分别测定它们的 $^1$H-NMR 和 $^{13}$C-NMR 谱。

**4. 注意事项**

(1)加热水提人参叶时，保持微沸期间注意适当补水。

(2)注意 AB−8 树脂柱的正确操作方法，大孔树脂的预处理可参见实验十二。

(3)用硅胶柱色谱对人参叶总皂苷的分部，应使用含水硅胶。往硅胶中加入适量水，密闭，振摇，放置数小时后再振摇，再放置 3 天，每 24 h 振摇一次，使水较均匀地分布于硅胶中。

(4)硅胶柱色谱分离人参叶皂苷的洗脱剂一定要加水至接近饱和。

## 六、思考题

(1)请另设计一种人参叶总皂苷的提取纯化工艺路线。

(2)人参叶皂苷的分析和含量测定多采用 HPLC 法，请问可以采用哪些检测器？

(3)人参皂苷 Rd、Re 的 $^1$H-NMR 谱有什么特点？$^{13}$C-NMR 谱有什么特点？它们的 $^1$H-NMR 谱有何差异？$^{13}$C-NMR 谱有何差异？

# 实验十六　甘草酸的提取、分离和鉴定

甘草是豆科植物甘草(*Glycyrrhiza uralensis* Fisch)、光果甘草(*G. glabra* L.)和胀果甘草(*G. inflata* Batal.)的根及根茎，是重要的常用中药。甘草性平，味甘，有补脾益气，止咳祛痰，清热解毒，缓急止痛，调和药性的功效。临床用于脾胃虚弱，中气不足，咳嗽气喘，痈疽疮毒，腹中挛急作痛；在中药复方中，甘草常用于缓和药物烈性、解药毒。

甘草的甜味成分为甘草酸(Glycyrrhizic acid)，或称甘草皂苷(Glycyrrhizin)，又称甘草甜素，是由甘草次酸和 2 分子葡萄糖醛酸组成的。甘草酸是甘草的主要成分和有效成分，在甘草中的含量为 5%～11%。甘草酸和甘草次酸具肾上腺皮质激素样作用和解毒作用，对消化性溃疡有较好的疗效，并可通过中枢产生镇咳作用。

甘草中还含有多种黄酮成分，如甘草素(Liquiritigenin)、异甘草素(Isoliquiritigenin)、甘草苷(Liquiritin)、异甘草苷(Isoliquiritin)、新甘草苷(Neoliquiritin)、新异甘草苷(Neoisoliquiritin)、异甘草呋喃糖苷(Licurazid)、鼠李糖异甘草苷(Rhamno isoliquiritin)、光果甘草苷(Liquiritoside)、光果甘草苷元(Liquiritogenin)、异光果甘草苷(Isoliquiritoside)、异光果甘草苷元(Isoliquiritogenin)、甘草黄酮 A(Licoflavone)、甘草查耳酮(Licochalcone)A 及 B、异甘草素-4-β-葡萄糖-β-洋芫荽糖苷(Licurazid)等。

## 一、基础理论

(1)甘草酸：分子式，$C_{42}H_{62}O_{16}$；相对分子质量，822.9；白色结晶性粉末，mp. 212～217 ℃，bp. 972 ℃(常压)；$[\alpha]_D+46.2°$($c=1.5$，乙醇)；易溶于热水和热稀乙醇，难溶于冷水，不溶于无水乙醇、乙醚以及油脂；其热水溶液冷却后呈黏稠冻胶状；

在酸水溶液中沉淀。甘草酸在稀酸中加热、加压，分解为甘草次酸和两分子葡萄糖醛酸。

甘草酸 R=

甘草次酸 R=H

(2)甘草次酸：分子式，$C_{30}H_{46}O_4$；相对分子质量，470.7；白色结晶性粉末，mp. 292～295 ℃；$[\alpha]_D$+165°；不溶于水，溶于乙醇、氯仿、吡啶、乙酸。

在植物体内，甘草次酸除游离存在外，主要以甘草酸形式存在。此外，甘草中还含有23-羟基甘草次酸(23-Hydroxy glycyrrhetic acid)，24-羟基甘草次酸，11-去氧甘草次酸(11-Deoxy glycyrrhetic acid)，24-羟基-11-去氧甘草次酸，异甘草次酸(Liquiritic acid)，3β-羟基齐墩果烷-11，13(18)-二烯-30-酸(3β-Hydroxolean-11，13(18)-dien-30-oic acid)，3β-羟基齐墩果烷-9(11)，12(13)-二烯-30-酸，18α-羟基甘草次酸，甘草萜醇(Glycyrrhetol)，甘草内酯(Glabrolide)等。

## 二、目的要求

(1)掌握甘草酸的提取方法及甘草酸单钾盐的制备方法。
(2)掌握三萜皂苷的理化性质和鉴别方法。

## 三、实验原理

甘草酸在药材中以钾盐或钙盐的形式存在，其盐易溶于水，因此用热水提取；甘草酸盐酸化游离出甘草酸，甘草酸因难溶于酸性冷水而析出。

甘草酸可溶于丙酮中，加氢氧化钾后，生成甘草酸三钾盐结晶，此结晶极易吸潮不便保存，加冰醋酸后，转变为甘草酸单钾盐，具有完好的晶形，易于保存。

## 四、实验材料与仪器、用具

甘草药材；浓硫酸，冰醋酸，醋酐，三氯醋酸，95%乙醇，无水乙醇，甲醇，氯仿，氢氧化钾，2%兔红血球悬浮液，生理盐水。

药匙，500 mL、100 mL烧杯，250 mL量筒，100 mL圆底烧瓶，球形冷凝管，布氏漏斗，抽滤瓶，研钵，三角玻璃漏斗，三角抽滤漏斗，干燥器，玻璃试管(15 mm×100 mm)，试管架，铁架台，长胶头滴管，玻棒，滤纸，脱脂棉，广泛pH试纸。

中药粉碎机，电子天平，电炉，水浴锅，电热鼓风干燥箱。

## 五、实验方法及注意事项

### 1. 甘草酸提取

取甘草粗粉30 g，加水煮提3次，第一次加水200 mL，第二、三次各加水150 mL，每次均于煮沸后保持微沸 30 min，脱脂棉过滤。合并滤液，浓缩至 50 mL，滤除沉淀，放冷，搅拌下加入浓硫酸，至不再析出甘草酸沉淀(此时 pH 应为 2~3)，静置使沉降完全，倾出上清液，下层棕色黏性沉淀用水洗涤 4 次，室温放置干燥，即为甘草酸粗品。

### 2. 制备甘草酸三钾盐

将粗制甘草酸磨成细粉，置圆底烧瓶中，用 50 mL 丙酮回流 1 h，过滤；残渣再用 30 mL 丙酮回流 30 min，过滤；合并滤液，浓缩至 20 mL，放冷，搅拌下加入 20％氢氧化钾乙醇溶液，至不再析出沉淀，此时溶液 pH 应为 8。静置使沉降完全，抽滤，沉淀为甘草酸三钾盐结晶，于干燥器内干燥。

### 3. 制备甘草酸单钾盐

将甘草酸三钾盐置小烧杯中，加 20 mL 冰醋酸，在水浴上加热溶解，趁热过滤，再用少量热冰醋酸淋洗滤纸上吸附的甘草酸。滤液放冷后，有白色的结晶析出，抽滤，用无水乙醇洗涤，得乳白色甘草酸单钾盐。

### 4. 鉴别试验

(1)泡沫试验：取甘草酸单钾盐少许于试管中，加入约 2 mL 蒸馏水溶解，密塞试管口猛力振摇，观察试管内的起泡状况及泡沫持久性。

(2)溶血试验：取 2％血球悬浮液 1 mL，加生理盐水 8 mL，再加入用于泡沫试验的甘草酸单钾盐溶液 1 mL，轻柔混匀，观察溶液的颜色和透明度。

(3)醋酐－浓硫酸(Liebermann-Burchard)反应：取约 1 mg 甘草酸粗品，悬浮于 1 mL 醋酐中，加硫酸－醋酐(1∶20)1 mL，观察颜色变化，详细记录。

(4)氯仿－浓硫酸反应(Salkowski)反应：取少许甘草酸粗品于试管中，加入少量氯仿混悬，斜置试管，沿管壁缓慢加入浓硫酸，观察氯仿层颜色及硫酸层荧光颜色。

(5)三氯醋酸(Rosen-Heimer)反应：取少许甘草酸溶于甲醇中，滴 2 滴皂苷甲醇溶液在滤纸上，喷 25％三氯醋酸乙醇溶液，在 60 ℃下加热 5 min，观察颜色变化；然后在 100 ℃下加热 5 min，观察颜色变化。

### 5. 注意事项

(1)加热水提甘草酸盐时，保持微沸期间注意适当补水。

(2)甘草酸三钾盐吸湿性强，故需在干燥器中干燥。

## 六、思考题

(1)请问还有什么办法可用于纯化甘草酸？

(2)甘草次酸可制成抗炎、抗过敏制剂，用于治疗风湿性关节炎、气喘、过敏性及职业性皮炎、眼耳鼻喉科炎症及溃疡等。请设计一条制备甘草次酸的工艺路线。

# 第七节　甾体及其苷类

## 实验十七　夹竹桃叶中原生强心苷和次生强心苷的提取、纯化及鉴别

　　夹竹桃（*Nerium indicum* Mill）又名柳叶桃，为夹竹桃科（Apocynaceae）常绿灌木。夹竹桃原产伊朗，因其具有广泛的环境适应性，生长繁殖能力强，树形强健优美，抗毒净化能力强等特性而被广泛用于园林观赏和绿化。

　　夹竹桃的叶、茎皮和根含有多种强心苷，其中夹竹桃苷是主要的药效成分。夹竹桃苷的作用类似于地高辛和洋地黄，是一种强心剂，具有强心、利尿、祛痰、定喘、镇痛、祛瘀、发汗、催吐之功效，主要用于治疗心脏病并心力衰竭、哮喘、癫痫等疾病，还可用于跌打损伤、瘀血肿痛等症，同时在体内、体外有抗癌功效，对人体癌细胞有显著杀伤作用。夹竹桃根、茎、叶所含的强心苷等活性成分，对多种害虫有拒食、毒杀、抑制生长发育等作用，在农林上常用作杀虫剂[34,35]。

## 一、基础理论

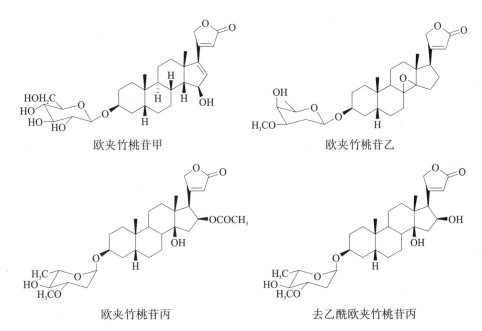

欧夹竹桃苷甲　　　　　　　　　　　欧夹竹桃苷乙

欧夹竹桃苷丙　　　　　　　　　去乙酰欧夹竹桃苷丙

　　（1）欧夹竹桃苷甲（Neriantin）：分子式，$C_{29}H_{42}O_9$；相对分子质量，534.7；白色针晶，mp. 206~208 ℃。

　　（2）欧夹竹桃苷乙（Adynerin）：分子式，$C_{30}H_{44}O_7$；相对分子质量，516.7；白色结晶，mp. 220~223 ℃；

　　（3）欧夹竹桃苷丙（Oleandrin）：又名夹竹桃苷；分子式，$C_{32}H_{48}O_9$，相对分子质量，576.7；白色针晶，mp. 250 ℃；$[\alpha]_D^{25} -48°$（$c=1.3$，甲醇）；溶于甲醇、乙醇、氯仿，几

乎不溶于水。

(4)去乙酰欧夹竹桃苷丙：分子式，$C_{30}H_{46}O_8$；相对分子质量，534.7；白色针晶，mp. 235~238 ℃。

## 二、目的要求

(1)掌握原生苷和次生苷的概念，以及它们的结构和理化性质差异。

(2)掌握原生强心苷和次生强心苷的提取方法。

(3)掌握强心苷的性质和鉴别方法。

## 三、实验原理

根据原生强心苷的溶解特性，用较高浓度的乙醇溶液从材料中提取总强心苷，然后降低提取液的醇浓度，使叶的醇提物中的主要杂质叶绿素和蜡质在较低温度下沉淀析出，再用铅盐沉淀除去酚类和皂苷类物质，得到较纯的总强心苷。

原生苷是植物体内天然存在的苷，原生苷水解脱去 1 个以上单糖后生成次生苷，故原生苷的亲水性强于次生苷。为了得到原生苷，须防止材料中的苷被酶水解，也要防止在提取纯化过程中接触酸碱，使原生苷水解；而提取次生苷，就得利用材料中酶的水解作用。

## 四、实验材料与仪器、用具

夹竹桃叶；欧夹竹桃苷丙对照品；95％乙醇，石油醚(60~90 ℃)，氯仿，二氯甲烷，甲酰胺，甲醇，间二硝基苯，醋酐，冰醋酸，浓硫酸，浓氨水，醋酸铅，硫酸钠，氢氧化钠，氯化铁，香兰素，过碘酸钠，对硝基苯胺。

药匙，500 mL 量筒，1000 mL 锥形瓶，500 mL、250 mL、100 mL 圆底烧瓶，1000 mL 烧杯，250 mL 分液漏斗，布氏漏斗，抽滤瓶，三角漏斗，三角抽滤漏斗，玻璃试管(15 mm×100 mm)，试管架，10 mL、2 mL、1 mL 刻度移液管，洗耳球，长胶头滴管，玻棒，滤纸，脱脂棉，广泛 pH 试纸，铁架台，硅胶 G 预制薄层板，点样毛细管，展层缸，喷雾瓶。

电热鼓风干燥箱，中药粉碎机，匀浆机，电子天平，超声波清洗器，旋转蒸发器，水环式真空泵，冰柜，电热恒温箱，电吹风，三用紫外检测仪。

## 五、实验方法及注意事项

### 1. 原生强心苷的提取纯化[36]

采集完整无损的夹竹桃叶，洗净，110 ℃杀青 10 min，70 ℃风干，临提取前碎成粗粉。按图 2-11 所示流程提取纯化原生强心苷。

### 2. 次生强心苷的提取纯化

采集新鲜夹竹桃叶 500 g，清洗，磨成浆状，在恒温箱中 35 ℃保温 24 h。然后在搅拌下加入 95％乙醇，使乙醇终浓度为 50％左右，搅拌浸提 30 min，过滤，收集滤液。残渣再用 95％乙醇搅拌浸提两次，每次用量 300 mL，分别浸提 20 min 和 15 min。

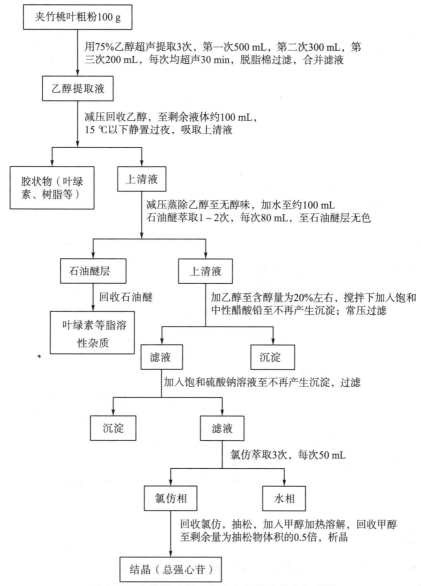

图 2-11 夹竹桃叶原生强心苷的提取纯化流程图

合并 3 次浸提液，减压浓缩至约 400 mL，15 ℃以下静置过夜，倾取上清液，加入 10%中性醋酸铅溶液除杂，用浓氨水调节 pH 至 6~7。常压过滤，收集滤液；沉淀用 20% 乙醇洗涤，抽滤；洗液并入滤液，加入饱和硫酸钠溶液，除去多余的 $Pb^{2+}$；过滤，之后的纯化步骤同原生苷的提取纯化。

**3. 鉴别试验**

1)显色反应

(1)乙酐－浓硫酸(Liebermann-Burchard)反应：取总强心苷 1 mg 左右，溶于 0.5 mL 冰醋酸中，加浓硫酸－醋酐(1∶20)混合液数滴，观察颜色变化。

(2)间二硝基苯试剂(Raymond)反应：取总强心苷约 1 mg，溶于 1 mL 50%乙醇中，加入 0.1 mL 1%间二硝基苯的乙醇溶液，摇匀后加入 0.2 mL 20%氢氧化钠溶液，观察颜色变化。

(3)Keller-Kiliani(K-K)反应：取总强心苷 1 mg 左右，溶于 5 mL 冰醋酸中，加 1 滴 20%氯化铁水溶液，倾斜试管，沿管内壁徐徐加入 5 mL 浓硫酸，观察界面和乙酸层的颜色变化。

2)薄层色谱鉴别

同时进行两份同样的薄层色谱，分别采用不同的显色剂显色。

取欧夹竹桃苷丙对照品、自制总夹竹桃原生强心苷和总夹竹桃次生强心苷各 1 mg 左右，分别用 1 mL 甲醇溶解。

分别用点样毛细管吸取欧夹竹桃苷丙对照品溶液 2 μL，自制夹竹桃原生强心苷样品溶液和总夹竹桃次生强心苷样品溶液各 5 μL，点于同一硅胶 G 薄层上的不同原点(距底部约 1 cm)上。

以二氯甲烷-甲醇-甲酰胺(80∶19∶1)为展开剂，上行展开约 4 cm，取出，晾干。

一张薄层板喷 0.5%香兰醛-硫酸显色剂，喷后 120 ℃下加热 5 min。另一张薄层板用过碘酸-对硝基苯胺试剂显色：先喷过碘酸钠水溶液，室温放置 10 min 后，喷对硝基苯胺试液，在日光和 365 nm 紫外光下观察斑点位置及颜色；再喷 5%氢氧化钠甲醇溶液，观察斑点颜色。

**4. 注意事项**

(1)用于提取原生苷的材料采集时，一定要选取完整无损的叶片，避免叶片内的强心苷被酶解。

(2)杀青的目的是为了灭酶活，避免材料在后续处理中出现强心苷的酶解。

(3)强心苷的薄层色谱鉴别所用硅胶薄层不需要活化。

(4)对总原生强心苷和总次生强心苷样品溶液，可分别点样 3 个不同量，点样量分别为低(2 μL)、中(7 μL)、高(25 μL)，以帮助观察杂质斑点。

## 六、思考题

(1)为什么在提取原生强心苷时需要对材料进行灭酶活处理？为什么提取次生苷时，要对新鲜夹竹桃叶直接研磨，且需保温一段时间后再提取？

(2)夹竹桃总原生强心苷和总次生强心苷的薄层色谱相同吗？有什么差别？为什么？

(3)对制备的总强心苷进行薄层鉴别时，不同的显色剂所得色谱图是否相同？如不同，为什么？

## 实验十八　黄山药中总甾体皂苷的提取、纯化及鉴定

黄山药是薯蓣科植物黄山药(*Dioscorea panthaica* Prain et Burkill)的根状茎，具有解毒消肿、止痛的功效，用于胃痛，跌打损伤，还外用治疗淋巴结结核。从黄山药中提取精制的总甾体皂苷是冠心病治疗药地奥心血康的原料药，具有活血化瘀、行气止痛、扩张冠脉血管、改善心肌缺血的功效。用于预防和治疗冠心病、心绞痛及瘀血内阻之胸痹、眩晕、气短、心悸、胸闷或胸痛等症。

## 一、基础理论[37,38]

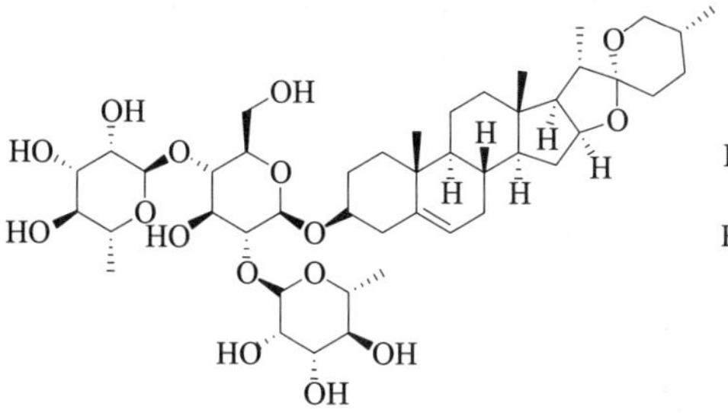

薯蓣皂苷

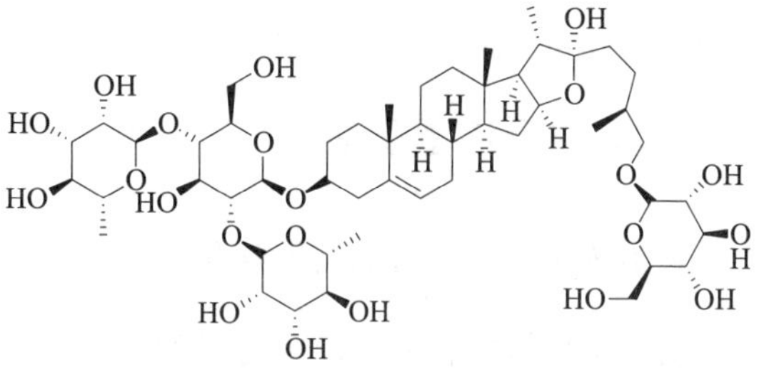

原薯蓣皂苷

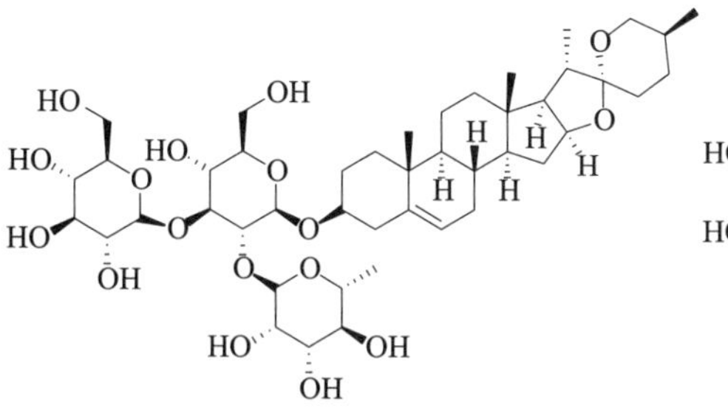

纤细薯蓣皂苷

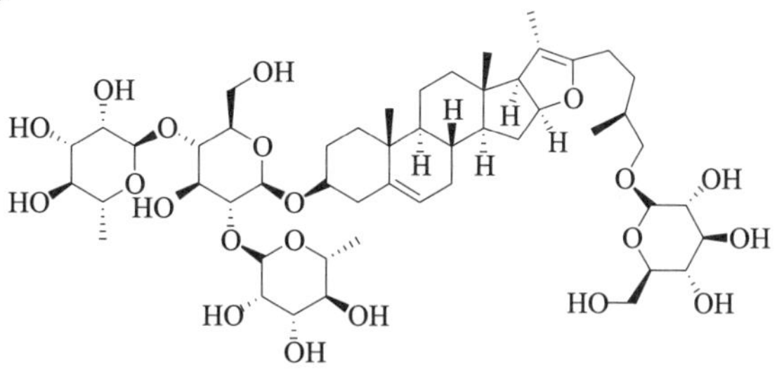

伪原薯蓣皂苷

(1)薯蓣皂苷(Dioscin)：分子式，$C_{45}H_{72}O_{16}$；相对分子质量，869.1；白色结晶样粉末；mp. 275~277 ℃(dec)；易溶于吡啶、醋酸、热甲醇、热乙醇，微溶于氯仿、冷乙醇、戊醇、丙酮，不溶于水、石油醚。

(2)原薯蓣皂苷(protodioscin)：分子式，$C_{51}H_{84}O_{22}$；相对分子质量，1049.2；白色针晶粉末；mp. 204~207 ℃；易溶于吡啶、醋酸、甲醇，微溶于氯仿、乙醇，不溶于水。

(3)伪原薯蓣皂苷(Pseudoprotodioscin)：分子式，$C_{51}H_{82}O_{21}$；相对分子质量，1031.2；白色结晶样粉末；易溶于吡啶、甲醇，微溶于氯仿、乙醇，不溶于水。

(4)纤细薯蓣皂苷(Gracillin)：分子式，$C_{45}H_{72}O_{17}$；相对分子质量，885.1；白色针状结晶；mp. 295~297 ℃；易溶于吡啶、热甲醇，微溶于氯仿、乙醇，不溶于水。具极强的溶血作用。

## 二、目的要求

(1)掌握甾体皂苷的提取分离方法和鉴定方法。

(2)掌握连续提取方法和索氏提取器的操作。

## 三、实验原理

利用甾体皂苷的溶解性，采用热乙醇提取，提取物用水饱和正丁醇萃取得总苷粗提物。再利用甾体皂苷与胆固醇生成沉淀的特性，精制总苷。然后用乙醚连续抽提甾体皂苷－胆固醇分子复合物，溶除胆固醇，残留总苷。

## 四、实验材料与仪器、用具

黄山药；95％乙醇，无水乙醇，石油醚(60~90 ℃)，乙酸乙酯，正丁醇，甲醇，乙醚，氯仿，醋酐，三氯醋酸，浓硫酸，胆固醇，2％兔红血球悬浮液，生理盐水。

　　药匙，250 mL量筒，500 mL、250 mL、100 mL圆底烧瓶，球形冷凝管，布氏漏斗，抽滤瓶，250 mL分液漏斗，150 mL索氏提取器，玻璃试管(15 mm×100 mm)，试管架，10 mL、1 mL刻度移液管，洗耳球，长胶头滴管，三角漏斗，滤纸，玻棒，铁架台。

　　中药粉碎机，电子天平，水浴锅，旋转蒸发器，水环式真空泵，电热鼓风干燥箱。

## 五、实验方法及注意事项

### 1. 黄山药总甾体皂苷的提取纯化

黄山药总甾体皂苷的提取纯化流程如图 2-12 所示。

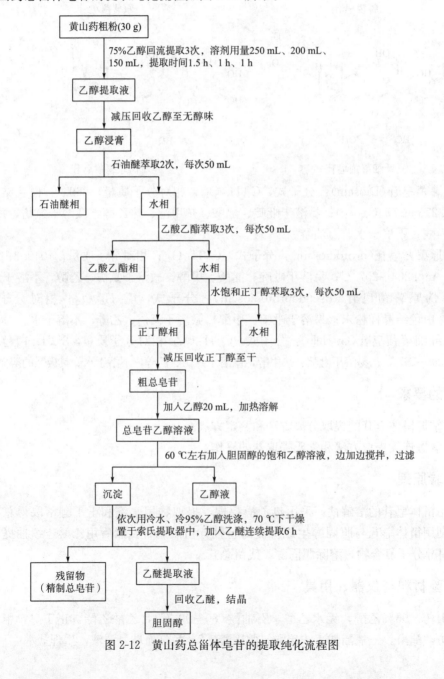

图 2-12　黄山药总甾体皂苷的提取纯化流程图

**2. 鉴别试验**

(1)泡沫试验：取少许精制皂苷于试管中，加入约 2 mL 蒸馏水溶解，密塞试管口猛力振摇，观察试管内的起泡状况及泡沫持久性。

(2)溶血试验：取 2％兔红血球悬浮液 1 mL，加生理盐水 8 mL，再加入用于泡沫试验的皂苷溶液 1 mL，轻柔混匀，观察溶液的颜色和透明度。

(3)醋酐－浓硫酸(Liebermann-Burchard)反应：取约 1 mg 精制皂苷，悬浮于 1 mL 醋酐中，加硫酸－醋酐(1：20)1 mL，观察颜色变化，详细记录。

(4)氯仿－浓硫酸(Salkowski)反应：取少许精制皂苷于干燥试管中，加入少量氯仿混悬，斜置试管，沿管壁缓慢加入浓硫酸，观察氯仿层颜色及硫酸层荧光颜色。

(5)三氯醋酸(Rosen-Heimer)反应：取少许精制皂苷溶于甲醇中，滴 2 滴皂苷甲醇溶液在滤纸上，喷 25％三氯醋酸乙醇溶液，60 ℃下加热 5 min，观察颜色变化。

**3. 注意事项**

(1)回流提取时水浴温度不宜过高，以免溶剂挥发严重。

(2)萃取用正丁醇一定要先用水饱和，萃取时应充分振摇。

(3)使用索氏提取器回流提取，应往烧瓶内加沸石，以防爆沸。

(4)蛋白质和黏液质的水溶液也能产生泡沫，但不持久，放置很快消失。

(5)做溶血试验时同时做空白试验，即以生理盐水 1 mL 代替皂苷溶液，对比观察效果更明显。

## 六、思考题

(1)萃取步骤中如出现乳化，应如何处理？

(2)三萜皂苷的提取常用水或低浓度醇，为什么本实验中提取甾体皂苷要用 70％乙醇？

(3)甾体皂苷和三萜皂苷的鉴别所用方法均相同，如何区分这两类皂苷？

# 实验十九 穿山龙中薯蓣皂苷元的提取、分离及鉴定

薯蓣皂苷元(Diosgenin)是一种异螺甾烷型甾体皂苷元，是合成多种甾体药物(如甾体避孕药和甾体激素类药物)的重要原料。目前，全球甾体类药物 60％以上是以薯蓣皂苷元为原料。

薯蓣皂苷元主要分布在薯蓣科薯蓣属(*Dioscorea*)薯蓣根茎组(Stenophora)的植物中，含量为 1％～3％。生产上用于提取薯蓣皂苷元的原材料主要有穿龙薯蓣(*D. nipponica* Makino)、黄山药(*D. panthaica* Prain et Burkil)、盾叶薯蓣(*D. zingiberensis* C. H. Wright)、紫黄姜(*D. nipponica* Makino var. *rosthani* Prain et Burk)、黄独(*D. bulbifera* L.)等。

穿山龙是穿龙薯蓣的干燥根茎，具有祛风除湿、活血通络、清肺化痰等多种功效，主治风湿痹痛、肢体麻木、胸痹心痛、慢性支气管炎、跌打损伤、疟疾、痈肿等疾病。穿山龙富含多种甾体皂苷，其甾体总皂苷也是地奥心血康的生产原料。穿山龙中薯蓣皂苷元的含量高达 1.5％～2.6％。

## 一、基础理论

薯蓣皂苷元

薯蓣皂苷元(Diosgenin)：分子式，$C_{27}H_{42}O_3$；相对分子质量，414.6；白色片晶或针晶(甲醇)，mp.204～207 ℃；$[\alpha]_D^{25}$ −129.3°($c=1.4$，$CHCl_3$)；溶于一般有机溶剂和醋酸，不溶于水。

## 二、目的要求

(1)掌握甾体皂苷元的理化性质和检识方法。

(2)掌握甾体皂苷元的提取、精制方法。

(3)掌握连续提取方法和索氏提取器的应用。

## 三、实验原理

薯蓣皂苷元在植物体内主要以糖苷形式存在，如薯蓣皂苷、纤细薯蓣皂苷、穗菝葜皂苷等。这些分子的苷元 C-3 通过氧原子与糖链相连，进而紧密附着在植物细胞壁上。故要得到薯蓣皂苷元，须先将皂苷与细胞壁分开，水解其糖苷键，游离出苷元，再利用薯蓣皂苷元的亲脂性，用丙酮或石油醚将其提取出来。

水解薯蓣皂苷元的糖苷，一般采用直接酸水解法，即用无机酸在加热加压条件下水解糖苷键，但因薯蓣皂苷元在植物体内存在形式的复杂性，直接酸水解法仅能提取约 1/4 的皂苷元。如果在酸水解前先采取预发酵，如自然发酵、酶解、微生物发酵等，可提高薯蓣皂苷元的收率。本实验采用自然发酵法预处理原材料，再用酸水解。

## 四、实验材料与仪器、用具

穿山龙药材；薯蓣皂苷元对照品；浓硫酸，石油醚(60～90 ℃)，95％乙醇，冰醋酸，醋酐，氯仿，乙酸乙酯，三氯醋酸，碳酸钠，磷钼酸，粉末活性炭。

药匙，500 mL、50 mL 圆底烧瓶，250 mL、50 mL 量筒，10 mL、5 mL、1 mL 刻度移液管，洗耳球，空气冷凝管，研钵，布氏漏斗，抽滤瓶，500 mL 索氏提取器，分馏头，球形冷凝管，接液管，磨口玻璃塞或橡胶塞，50 mL 锥形瓶，三角抽滤漏斗，玻璃试管(15 mm×100 mm)，试管架，长胶头滴管，滤纸，硅胶 G 预制薄层板，点样毛细管，展层缸，喷雾瓶。

中药粉碎机，电热恒温箱，电子天平，电炉，电热鼓风干燥箱，水浴锅，旋转蒸发器，水环式真空泵，电吹风。

## 五、实验方法及注意事项

### 1. 原料的预处理

穿山龙碎成粗粉，加入 2 倍($V/W$)蒸馏水充分润湿，39 ℃保温 48 h，进行自然发酵。然后转入适当大小的圆底烧瓶中，加入 8 倍 10％酸水(浓硫酸∶水＝1∶9)，安装空气冷凝管，直火加热(垫石棉网)，回流 3.5 h(开始时用小火，防止泡沫冲出)。放冷，倾去酸水，用自来水洗涤两次，药渣倒入研钵中，加固体碳酸钠粉研磨，调 pH 至中性。加入自来水洗涤，抽滤；滤渣在布氏漏斗中继续用自来水洗涤，尽量抽干。滤饼研碎，60～70 ℃鼓风干燥。

### 2. 薯蓣皂苷元的提取和纯化

取干燥滤渣 20 g，装入滤纸筒后置索氏提取器中，用石油醚(60～90 ℃)(约 250 mL)水浴连续回流提取 3 h。提取液常压回收石油醚至 10～15 mL，用滴管转移浓缩液至 50 mL 锥形瓶中，密塞，室温静置析晶，抽滤。晶体用少量新鲜石油醚淋洗两次，即得薯蓣皂苷元粗品。

把薯蓣皂苷元粗品转入 25～30 mL 95％乙醇，水浴加热溶解，抽滤，滤液冷却，室温静置析晶，抽滤。结晶于 105 ℃下干燥，得精制薯蓣皂苷元。

### 3. 薯蓣皂苷元的鉴定

1)泡沫试验

取穿山龙 0.5 g，加入 95％乙醇 5 mL，水浴温浸 1.5 h，过滤，取滤液。

取薯蓣皂苷元 2 mg，加入 95％乙醇 4 mL，水浴加热溶解。

用力振摇穿山龙乙醇浸提液和薯蓣皂苷元乙醇溶液，观察泡沫现象。

2)醋酐－浓硫酸(Liebermann-Burchard)反应

取约 1 mg 薯蓣皂苷元结晶，溶于 1 mL 冰醋酸中，加硫酸－醋酐(1∶20)1 mL，观察颜色变化，详细记录。

3)氯仿－浓硫酸(Salkowski)反应

取少许薯蓣皂苷元结晶于干燥试管中，加入少量氯仿溶解，斜置试管，沿管壁缓慢加入浓硫酸，观察氯仿层颜色及硫酸层荧光颜色。

4)三氯醋酸(Rosen-Heimer)反应

取少许薯蓣皂苷元于干燥试管中，加入等量固体三氯醋酸，在 60～70 ℃水浴加热 5 min，观察颜色变化。

5)薯蓣皂苷元的硅胶薄层色谱鉴别

取薯蓣皂苷元对照品和自制薯蓣皂苷元各约 1 mg，分别溶于 1 mL 甲醇中。

分别用点样毛细管取薯蓣皂苷元对照品溶液和样品溶液各 5 μL 左右，分别点于同一硅胶 G 薄层的不同原点(距底部约 1 cm)上。

用石油醚(60～90 ℃)－乙酸乙酯(7∶3)上行展开约 4 cm；取出，晾干。

喷 10％磷钼酸乙醇溶液或 10％硫酸乙醇溶液，电吹风加热，观察斑点位置和颜色。

**4. 注意事项**

(1)用自然发酵预处理的穿山龙药材，应为未经高温干燥的药材。

(2)原料经酸水解后，应充分洗涤至中性，以免干燥时碳化。

(3)使用索氏提取器回流提取，应往烧瓶内加沸石，以防爆沸。

(4)薯蓣皂苷元用乙醇重结晶时，如果溶液颜色很深，可加 $1\% \sim 2\%$ 活性炭加热脱色。

**六、思考题**

(1)连续提取有何优点？是否适用于所有物质的提取？

(2)重结晶操作中，如何制成过饱和溶液？

(3)穿山龙乙醇提取液和薯蓣皂苷元的乙醇溶液振摇后是否都出现泡沫？为什么？

# 第八节　生　物　碱

## 实验二十　粉防己总生物碱的提取、分离及鉴定

粉防己又称汉防己，是防己科植物倒地拱（*Stephania tetrandra* S. Moore）的干燥根，是祛风解热止痛药，主治风湿性关节疼痛，临床也用于治疗神经痛、抗阿米巴原虫。汉防己的有效成分为生物碱，总碱含量为 $1\% \sim 2\%$，主要为双苄基异喹啉类生物碱汉防己碱和防己诺林碱，还含有少量水溶性季铵生物碱，如原小檗碱型生物碱轮环藤酚碱和阿朴菲类生物碱木兰花碱。汉防己生物碱的碘甲基和溴甲基衍生物被广泛用作肌肉松弛药，汉防己碱有抗风湿和镇痛作用。

## 一、基础理论

汉防己碱　　　R=CH₃
防己诺林碱　　R=H

轮环藤酚碱

木兰花碱

(1)防己碱(Tetrandrine)：又称汉防己甲素、粉防己碱、粉防己甲素。分子式，$C_{38}H_{42}N_2O_6$；相对分子质量，622；$[\alpha]_D +252.4°$（氯仿）；无色针晶，mp. 217～218 ℃，有双熔点现象，一水合物 mp. 127 ℃/217～218 ℃，无水物 mp. 150～152 ℃/217～218 ℃（丙酮）或 217～218 ℃（乙醚、氯仿或甲醇）；不溶于水和石油醚，易溶于甲醇、乙醇、丙酮、氯仿和苯，溶于乙醚。

(2)防己诺林碱(Fangchinoline)：又称汉防己乙素、去甲粉防己碱或粉防己乙素。无

色针晶，不溶于水和苯，易溶于氯仿、甲醇、乙醇，溶解度与汉防己碱相似，极性较汉防己碱略高，故在苯中溶解度较小，而在甲醇、乙醇中的溶解度较大。有双熔点现象，结晶自丙酮的六面体粒状晶体 mp. 134～136 ℃，结晶自甲醇的细棒状晶体 mp. 177～179 ℃，结晶自乙醇的细棒状晶体 mp. 235～240 ℃，而结晶自吡啶-甲醇的晶体 mp. 121～122 ℃，结晶自环己烷-乙酸乙酯的晶体 mp. 156 ℃。

(3)轮环藤酚碱(Cyclanoline)：无色正四面体结晶或针状结晶，易溶于水、甲醇、乙醇，难溶于苯、醚等非极性溶剂，其氯化物为无色、八面体状结晶，mp. 214～216 ℃，碘化物为无色绢丝状结晶，mp. 185 ℃；苦味酸盐为黄色结晶，mp. 154～156 ℃。

## 二、目的要求

(1)掌握一般叔胺生物碱的提取方法。

(2)掌握酚性生物碱和非酚性生物碱的分离方法和水溶性生物碱的分离方法。

(3)掌握氧化铝干柱色谱分离汉防己碱和防己诺林碱。

(4)掌握生物碱的各种检识和鉴定方法。

## 三、实验原理

利用生物碱及生物碱盐均溶于乙醇的性质，用乙醇提取总生物碱，再利用不同生物碱的碱性不同，即强碱性生物碱在碱性条件下仍能离解而溶于水，而中强碱在碱性条件下游离而溶于有机溶剂，将它们分开。对于中强生物碱，又根据分子中是否有呈酸性的酚羟基而分离酚性生物碱和非酚性生物碱。

汉防己碱的两个氮原子均为叔胺氮，防己诺林碱是汉防己碱的 O-去甲衍生物，但酚羟基受到邻位取代基的空间障碍以及可形成分子内氢键而酸性大大减弱，故防己诺林碱不能溶于强碱溶液，利用该性质将汉防己碱和防己诺林碱与其他酚性生物碱分离。又基于防己诺林碱的极性略高于汉防己碱，可用氧化铝色谱分离。也可利用汉防己碱可溶于冷苯，而防己诺林碱难溶于冷苯，用结晶法分离它们。但从实验室安全考虑，尽量少用苯。

## 四、实验材料与仪器、用具

粉防己药材；汉防己碱、防己诺林碱对照品；95％乙醇，氯仿，丙酮，甲醇，正丁醇，环己烷，盐酸，浓氨水，氢氧化钠，无水碳酸钾，氯化铵或硫酸铵，氧化铝(200～300 目)，碘化铋钾，碘化汞钾。

药匙，500 mL、100 mL、50 mL 玻璃量筒，1000 mL、250 mL、50 mL 圆底烧瓶，球形冷凝管，1000 mL 烧杯，布氏漏斗，抽滤瓶，1000 mL、500 mL 分液漏斗，蒸发皿，玻璃色谱柱(20 mm×300 mm)，铁架台，三角漏斗，三角抽滤漏斗，玻璃试管(15 mm×150 mm)，试管架，10 mL、1 mL 刻度移液管，纱布，滤纸，脱脂棉，洗耳球，长胶头滴管，玻棒，广泛 pH 试纸，硅胶 G 预制薄层板，点样毛细管，展层缸，喷雾瓶。

中药粉碎机，电子天平，旋转蒸发器，水环式真空泵，水浴锅。

## 五、实验方法及注意事项

### 1. 防己总生物碱的提取

防己总生物碱的提取流程如图 2-13 所示。

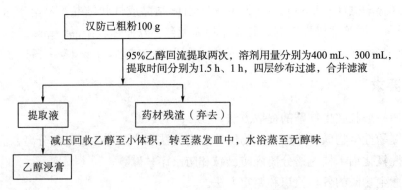

图 2-13　防己总生物碱的提取流程图

### 2. 亲水性生物碱和亲脂性生物碱的分离

向防己的乙醇浸膏中加入 1 mol/L 盐酸 100 mL，充分搅拌使生物碱溶解，过滤，滤渣用 1 mol/L 盐酸洗涤两次，每次 20 mL。合并酸水液，留 2 mL 供鉴别实验用，其余移至 500 mL 分液漏斗中，加入 100 mL 氯仿，再用浓氨水调 pH 为 9~10，振摇萃取，分取氯仿层。水相再用氯仿萃取 3 次（80 mL、50 mL、50 mL）。合并氯仿萃取相，即为亲脂性生物碱溶液，而水相为水溶性生物碱溶液。

### 3. 亲脂性生物碱中酚性生物碱和非酚性生物碱的分离

上述氯仿萃取液转移至 1000 mL 的分液漏斗中，用 1% 氢氧化钠萃取两次（80 mL、50 mL），氯仿液用水洗两次（20 mL、20 mL），氯仿相用无水碳酸钾脱水，过滤，回收氯仿至干，得粗总亲脂性非酚性生物碱。

氢氧化钠萃取液合并，取少量加盐酸酸化后测试生物碱反应。若反应微弱，则弃去；若反应明显，则加入固体氯化铵或硫酸铵（或通入二氧化碳）至 pH 为 9~10，然后用氯仿萃取数次至生物碱反应极弱，弃水相，合并有机相，水洗至中性，用无水碳酸钾脱水，回收氯仿至干，得粗总酚性生物碱。

### 4. 汉防己碱、防己诺林碱的分离纯化

（1）拌样：取上述亲脂性非酚性生物碱 0.2 g 左右，置于小蒸发皿中，用 5 mL 丙酮溶解，加入 0.5 g 柱色谱氧化铝（200~300 目）拌匀，水浴挥干丙酮后，研细，备用。

（2）干法装柱：称取中性氧化铝（200~300 目）30 g，干法装入一根 20 mm×300 mm 的玻璃色谱柱管中。

（3）上样：取拌了样的氧化铝粉末，均匀撒在氧化铝柱床上方，盖一圆形滤纸。

（4）洗脱：用环己烷－丙酮（4∶1）做洗脱剂，调节柱下端活塞，使流速约为

10 mL/min，分部收集洗脱液，每份约 20 mL。

(5)洗脱流份检查：将收集的各流份分别用旋蒸浓缩，依次点样在同一硅胶 G CMC—Na 薄层上的不同原点上，用氯仿－丙酮－甲醇(6∶1∶1)上行展开约 4 cm，取出，喷改良碘化铋钾试剂，比较各流份的斑点的比移值。合并具有相同比移值的单一斑点的流份。

(6)结晶：将合并的流份浓缩至适当体积，室温静置析晶，过滤，结晶用少量丙酮洗涤，得二者的单体。

**5. 水溶性季铵生物碱的分离纯化**

将含有水溶性生物碱的碱水液用氯化铵固体中和至 pH 为 7，置分液漏斗中，用水饱和正丁醇萃取数次，直至水液生物碱反应微弱。正丁醇液减压浓缩至干，用 95％乙醇溶解，滤除不溶物，乙醇液浓缩至小体积，放置，析晶。反复数次，可得轮环藤酚碱纯品。

**6. 生物碱的鉴定**

1)沉淀反应

(1)碘化汞钾试验：取样品的稀酸水溶液 1 mL，置小试管中，加入碘化汞钾试剂 1~2 滴，观察沉淀生成及沉淀颜色。

(2)碘化铋钾试验：取样品的稀酸水溶液 1 mL，置小试管中，加入改良碘化铋钾试剂 1~2 滴，观察沉淀生成及沉淀颜色。

2)薄层色谱

取汉防己碱和防己诺林碱对照品、自制汉防己碱和防己诺林碱各 1 mg 左右，分别溶于约 1 mL 氯仿中，制得对照品溶液和样品溶液。

分别用点样毛细管吸取汉防己碱对照品溶液、防己诺林碱对照品溶液、自制汉防己碱样品溶液、自制防己诺林碱样品溶液各 3 μL 左右，点于同一硅胶 G CMC—Na 薄层的不同原点上。以氯仿－甲醇－氨水(10 mL∶1 mL∶2 滴)或 氯仿－丙酮－甲醇(5∶4∶1，氨气饱和)为展开剂，上行展开 4 cm 左右，取出，晾干。

喷改良碘化铋钾试剂，室温放置 0.5~1 h。观察斑点位置、个数和颜色。

**7. 注意事项**

(1)乙醇回流提取总生物碱时须采用水浴加热。

(2)乙醇提取液浓缩时，回收乙醇至稀浸膏即可，如过干，加入盐酸后会结成胶状团块，影响提取效果。

## 六、思考题

(1)请问如何检测生物碱是否提取完全？

(2)在分离亲脂性生物碱中的酚性生物碱和非酚性生物碱时，用氢氧化钠溶液萃取氯仿溶液，请问汉防己素应该在哪一相？为什么？

(3)请问亲水性生物碱的分离纯化方法还有哪些？

(4)本实验中，生物碱的薄层色谱的展开剂都加入了氨水或用氨气饱和，其作用是什么？如果不加氨水或用氨气饱和，会出现什么现象？

## 实验二十一　苦豆子总生物碱的提取纯化及生物碱单体的分离鉴定

苦豆子(*Sophora alopecuroides* L.)是豆科槐属植物，是我国西北地区的常用药材，其根、茎、全草、种子皆可药用。苦豆子全株味极苦，清热解毒、抗菌消炎，民间主要用其根治疗喉痛、咳嗽、痢疾及湿疹等[39]。

苦豆子富含生物碱，含量高达 4.64%～8.11%。生物碱是苦豆子的主要活性成分，迄今已从苦豆子中分离鉴定了 20 余种生物碱。苦豆子所含生物碱大多属喹诺里西定类，包括苦参碱、氧化苦参碱、槐果碱、氧化槐果碱、槐胺碱、槐定碱、苦豆碱等[39]。在临床上，苦豆子总生物碱用于治疗急性菌痢，总碱及其单体槐果碱用于治疗恶性葡萄胎，槐果碱及其氢溴酸盐针剂用于治疗喘息性慢性气管炎和急性支气管哮喘，苦参碱和氧化苦参碱还用于治疗慢性乙型肝炎。目前，槐定碱和苦豆子总碱注射液已试用于肿瘤的治疗。

## 一、基础理论

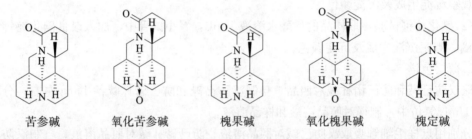

苦参碱　　氧化苦参碱　　槐果碱　　氧化槐果碱　　槐定碱

（1）苦参碱（Matrine）：分子式，$C_{15}H_{24}N_2O$；相对分子质量，248.4；有 4 种形态，α-苦参碱为无色针状或柱状结晶，mp. 76 ℃，β-苦参碱为无色斜方晶状，mp. 87 ℃，γ-苦参碱为无色液体，bp. 223 ℃/ 6 mm Hg，δ-苦参碱为无色柱状晶体，mp. 84 ℃，常见为α-苦参碱。当 β-苦参碱在石油醚中 22～24 ℃放置后，能析出 α 和 δ 型苦参碱的混合晶体，而 α-苦参碱的溶液在 10 ℃放置时，能析出 β-苦参碱结晶；苦参碱用双氧水处理，可以转变为氧化苦参碱。苦参碱的 pKa 值为 8.2。结构中的两个氮原子之一是酰胺氮，几乎不显碱性，所以苦参碱只相当于一元碱。苦参碱可溶于冷水、氯仿、苯、甲醇、乙醇、二硫化碳，微溶于石油醚。

（2）氧化苦参碱（Oxymatrine）：分子式，$C_{15}H_{22}N_2O_2$；相对分子质量，264.4；为无色颗粒结晶，mp. 162～163 ℃（水合物）/207 ℃（无水物）；可溶于水、氯仿、甲醇、乙醇、苯，难溶于乙醚、石油醚。用二氧化硫处理可转变成苦参碱。

（3）槐果碱（Sophocarpine）：分子式，$C_{15}H_{22}N_2O$；相对分子质量，246.4；白色针状结晶（水），为一结晶水合物，mp. 54～55 ℃，无水物 80～81 ℃，氢溴酸盐结晶（乙醇），mp. 277～279 ℃。$[\alpha]_D^{18} - 29.44°$（乙醇），可溶于甲醇、乙醇、氯仿、丙酮和苯，微溶于水，易溶于稀酸。

（4）氧化槐果碱（Oxysophocarpine）：分子式，$C_{15}H_{22}N_2O_2$；相对分子质量，262.4；白色或类白色结晶性粉末，无臭、味苦，mp. 207 ℃，水合物 mp. 162～163 ℃；溶于水、

甲醇、乙醇、氯仿、苯，难溶于乙醚。

(5)槐定碱(Sophoridine)：分子式，$C_{15}H_{24}N_2O$；相对分子质量，248.4；白色粗针状结晶或大棱柱状结晶(石油醚)，味苦，mp. 108~109 ℃，$[\alpha]_D -63.45°$($c=0.9879$，水)，无色针状结晶(正己烷)，mp. 109 ℃，$[\alpha]_D^{22} -61.6°$($c=0.44$，乙醇)；$IR_{KBr}$ $\nu_{max}$ $cm^{-1}$：2800，2750(反式喹诺里西定)，1620(内酰胺 C＝O)；易溶于水、甲醇、乙醇、四氯化碳等。

## 二、目的要求

(1)掌握生物碱的理化性质和提取方法。

(2)掌握离子交换法纯化生物碱的原理和操作方法。

(3)掌握硅胶柱色谱分离苦参碱法。

## 三、实验原理

苦参碱、槐果碱、槐定碱等是中强碱，可与酸结合成盐，溶于酸水或酸性稀乙醇。氧化苦参碱和氧化槐果碱虽碱性很弱，但其水溶性好，也溶于酸水。故用酸性稀乙醇或酸水提取。苦豆子所含生物碱在酸性条件下，大多呈阳离子状态，可与阳离子交换树脂的交换基团发生交换，从而吸附在树脂上。挂样树脂用氨水碱化后使生物碱游离，可用有机溶剂提取。总生物碱中各单体成分的极性不同，采用硅胶吸附色谱将它们分开。

## 四、实验材料与仪器、用具

苦豆子(种子)；苦参碱、氧化苦参碱、氧化槐果碱、槐定碱对照品；盐酸，纯水，氢氧化钠，浓氨水，氯仿，丙酮，甲醇，95％乙醇，无水硫酸钠，732 阳离子交换树脂，石英砂，硅胶(200~300 目)，碘化铋钾。

药匙，1000 mL、100 mL 玻璃量筒，500 mL、250 mL 锥形瓶，500 mL、250 mL 烧杯，500 mL、100 mL、50 mL 圆底烧瓶，500 mL 储液球，玻璃色谱柱(30 mm×400 mm)和(30 mm×600 mm)，布氏漏斗，抽滤瓶，球形冷凝管，250 mL 索式提取器，玻璃试管(15 mm×150 mm)，试管架，三角抽滤漏斗，10 mL、1 mL 刻度移液管，长胶头滴管，长玻棒，铁架台，40 目药筛，白瓷盘，洗耳球，封口膜，滤纸，脱脂棉，硅胶 G 预制薄层板，点样毛细管，展层缸，喷雾瓶。

中药粉碎机，电子天平，超声波清洗器，水环式真空泵，旋转蒸发器。

## 五、实验方法及注意事项

### 1. 苦豆子总生物碱的提取[40-41]

取苦豆子粉(过 40 目筛)10 g，置于 250 mL 锥形瓶中，加入含 1％盐酸的 65％乙醇 100 mL，覆上封口膜。室温浸泡 0.5~1 h，超声辅助提取 30 min，静置使药渣沉降，倾出提取液。药渣加入 75 mL 含 1％盐酸的 65％乙醇，超声辅助提取 20 min，静置后倾出提取液。药渣再用 50 mL 含 1％盐酸的 65％乙醇超声提取 15 min，静置后倾出提取液，弃药渣。

合并 3 次提取液，布氏漏斗过滤，收集澄清滤液，减压回收乙醇至约 120 mL，备用。

## 2. 离子交换树脂纯化苦豆子总生物碱

### 1)阳离子交换树脂预处理

取 40 mL 732 阳离子交换树脂，装入 30 mm×400 mm 的玻璃柱管(带有 2 号微孔砂芯)中，用自来水反冲(从下部进水)，树脂展开率为 50%～100%，直至树脂中无可见机械杂质且出水无色澄清。待树脂沉降结束，从柱下部放出自来水至液面高出树脂床面 2 cm 左右，关闭柱下端活塞。在树脂床面小心压一张滤纸，撒上洗净的石英砂至 1 cm 厚，使床面平整。放出自来水至液面与石英砂面齐平，从柱上部加入纯水 100 mL，从下部以 8 mL/min 的流速放出，至液面与石英砂面齐平。加入 1 mol/L 盐酸 40 mL，以 1.5 mL/min 的流速放出，至液面与石英砂面齐平。加入纯水 100 mL，以 8 mL/min 的流速放出，至液面与石英砂面齐平。加入 1 mol/L 氢氧化钠 40 mL，以 1.5 mL/min 的流速放出，至液面与石英砂面齐平。加入纯水 100 mL，以 8 mL/min 的流速放出，至液面与石英砂面齐平。再加入 1 mol/L 盐酸 40 mL，以 1.5 mL/min 的流速放出，至液面与石英砂面齐平。加入纯水 100 mL，以 8 mL/min 的流速放出，至液面与石英砂面齐平；待用。

### 2)阳离子交换树脂纯化苦豆子总生物碱

将苦豆子酸水提取液加在树脂床上，开启柱下方活塞，调节流速为 2 mL/min，直至液体全部流出树脂柱。将树脂倒入 250 mL 烧杯中，用蒸馏水洗至无色，用布氏漏斗抽干，倒入搪瓷盘内晾干。

将树脂置烧杯中，加入浓氨水，搅匀，加氨水量至手握成团但不黏手为度。密闭放置 20 min。碱化树脂装入滤纸袋置索氏提取器中，以氯仿连续回流 6 h。氯仿提取液加无水硫酸钠脱水，回收氯仿至干。残留物用丙酮回流溶解，抽滤，溶液回收部分丙酮。加盖放置，结晶，抽滤，干燥，得苦豆子总碱。

## 3. 硅胶柱色谱分离纯化苦豆子生物碱单体

(1)湿法装柱：取柱色谱硅胶(200～300 目)100 g，以氯仿为溶剂，湿法装填入 30 mm×600 mm 的玻璃色谱柱管，在硅胶床上方保留厚度约为 5 cm 的液层，关闭色谱柱下端旋塞，待用。

(2)溶液上样：取苦豆子总碱 1.5 g 左右，溶于 10～15 mL 氯仿中，作为待分离样品溶液。打开硅胶色谱柱下端旋塞，放出氯仿至柱内液面与硅胶床面齐平，用胶头滴管将样品溶液转移至硅胶色谱柱上。

(3)洗脱：配制氯仿－甲醇－氨水(50∶4∶0.1)1000 mL 作为洗脱剂，调节流速为 3 mL/min。分部收集洗脱液，每份 25 mL，直至洗脱液面降至硅胶床顶面。

(4)洗脱流份检测及合并：用硅胶 G CMC—Na 薄层色谱检测洗脱流份，展开剂为氯仿－甲醇－氨水(5∶0.4∶0.01)，用改良碘化铋钾喷雾显色，合并组分相同或相近的流份。合并后的洗脱液分别减压蒸干，前面两个组分的蒸干物分别用丙酮回流溶解，抽滤，溶液蒸除部分丙酮，静置析晶，滤集结晶。最先洗脱的结晶(A)应为氧化槐果碱，其后洗脱的结晶(B)应为氧化苦参碱。后面洗脱的流份合并蒸干后，得黄色油状液体(C)。

### 4. 薄层色谱鉴定

取苦参碱、氧化苦参碱、氧化槐果碱、槐定碱对照品以及自制苦豆子总碱、氧化苦参碱、氧化槐果碱、黄色油状液体 C 各 1 mg 左右，分别溶于 1 mL 氯仿中，制得对照品溶液和样品溶液。

分别用点样毛细管吸取各对照品溶液和各样品溶液，点于同一硅胶G CMC—Na预制薄层的不同原点上；各对照品溶液和自制氧化苦参碱、氧化槐果碱样品溶液点样 3 μL，苦豆子总碱溶液和黄色油状液体 C 溶液各点样 5 μL。以氯仿—甲醇(10∶1)为展开剂，上行展开两次，总展距约为 4 cm，或以氯仿—甲醇(6∶1)为展开剂，上行展开约 4 cm。取出，晾干。

喷改良碘化铋钾显色剂。观察斑点位置和颜色，详细记录。

### 5. 注意事项

(1)开放色谱柱固定时务必垂直。

(2)树脂柱在水冲结束沉降完全后，换溶剂或溶液时尽量轻柔，以避免冲坏树脂床面。硅胶柱亦然，换溶剂或溶液时，须小心轻缓加入，不可破坏床面。

(3)色谱柱在接触液体后，务必保证柱床全部浸没在液体中，不可使柱床顶面暴露在液面外。

## 六、思考题

(1)请问如何确定离子交换树脂的交换达到饱和？

(2)使用过的离子交换树脂经再生后可重复使用，请查阅离子交换树脂的再生方法及保存方法，并对本实验中的离子交换树脂进行再生处理后保存。

(3)苦豆子生物碱的薄层色谱检测中，采用一次展开和采用两次展开的结果是否有差异？为什么？

(4)苦参碱和氧化苦参碱中，哪一个的碱性更强？它们在硅胶薄层色谱中，哪一个的比移值更大？为什么？

## 实验二十二　辣椒中辣椒色素和辣椒碱的提取分离

辣椒(*Capsicum Annuum* L. syn. *C. Frutescens*)又名海椒，是茄科植物辣椒的浆果，是使用最广泛的调味品。辣椒原产中美洲和南美洲，其根、茎、果实均可供药用。辣椒能缓解腹冷痛，促胃蠕动，促唾液分泌，增强食欲，促进消化，中医用其治疗胃寒、风湿等症。辣椒对心脏病、冠状动脉硬化、癌症等疾病也有一定的保健作用。

辣椒的主要活性成分为色素和生物碱。

辣椒色素色泽鲜艳，具有较好的耐光、耐热、耐酸碱、耐氧化性能，无毒副作用，是高品质的天然色素，被 FAO、美国、英国、日本、EEC、WHO 和中国等的标准化组织审定为无限制性使用的天然食品添加剂。辣椒色素在干辣椒中的含量为 0.2%～0.5%，其中95%左右存在于果皮中，包括辣椒红素约50%、玉米黄质约14%、β-胡萝卜素约13.9%、辣椒玉红素约 8.3%、隐辣椒质约 5.5%[42,43]。

辣椒碱又称辣椒素，是辣椒的主要辣味成分，含量为干重的 0.1%～2.4%，主要存在于胎座组织以及辣椒果皮和籽内。辣椒碱是一类含酚羟基的生物碱，包括辣椒碱（69%）、二氢辣椒碱（22%）、降二氢辣椒碱（7%）、高辣椒碱（1%）等一系列同类物。辣椒碱具有许多生理活性，其镇痛强度与吗啡等同但作用更持久且无成瘾性，内服可促进胃液分泌、增进食欲、缓解胃肠胀气、改善消化功能和促进血液循环，外用可治疗牙痛、肌肉痛、风湿病，对神经痛疗效显著，还可用于皮肤病止痒。辣椒碱在军事上可作为制造催泪弹、催泪枪和防卫武器的主要原料。

## 一、基础理论

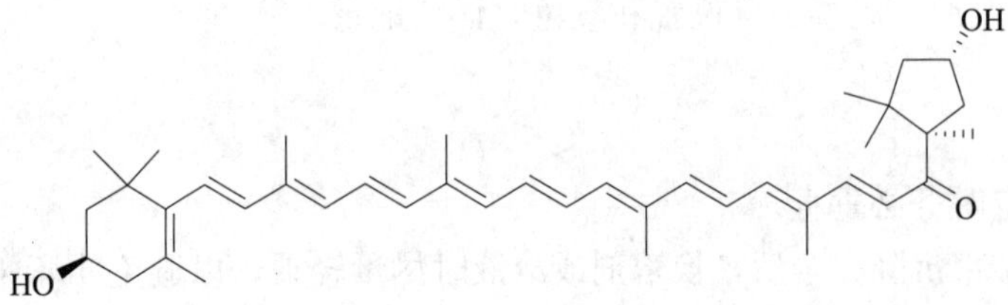

辣椒红素 (Capsanthin)

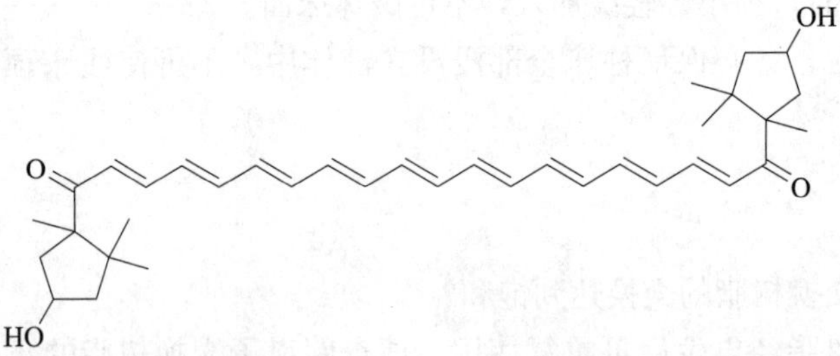

辣椒玉红素 (Capsorubin)

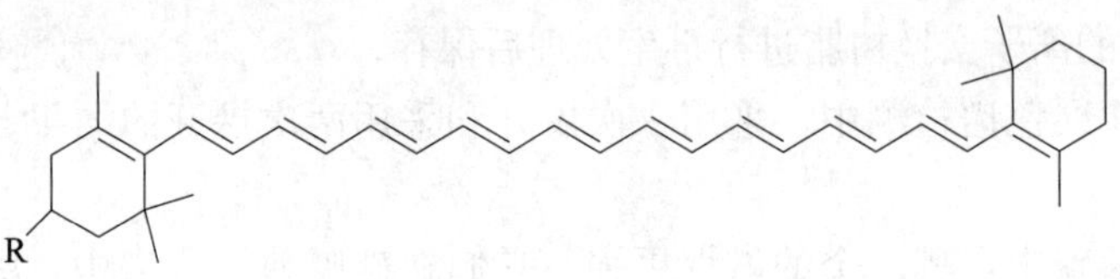

β–胡萝卜素 R=H
玉米黄质 R=CH₃

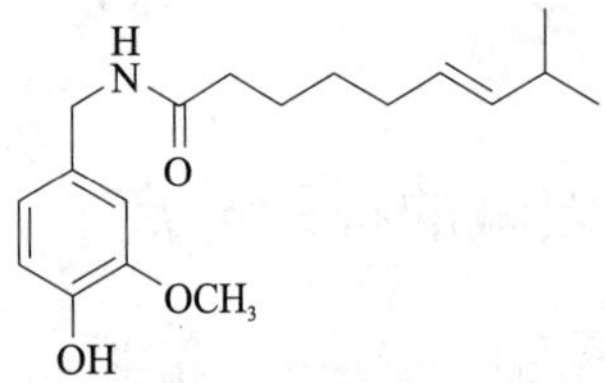

辣椒碱 (Capsaincin)

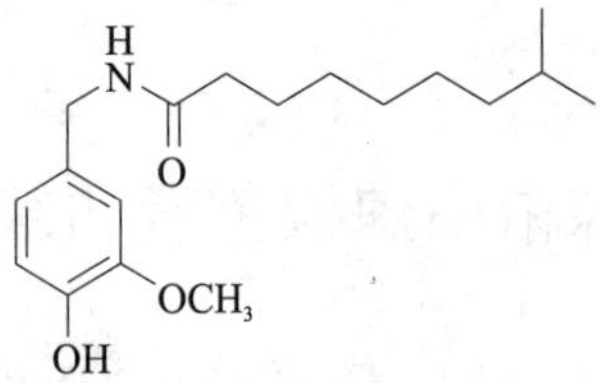

二氢辣椒碱 (Dihydrocapsaincin)

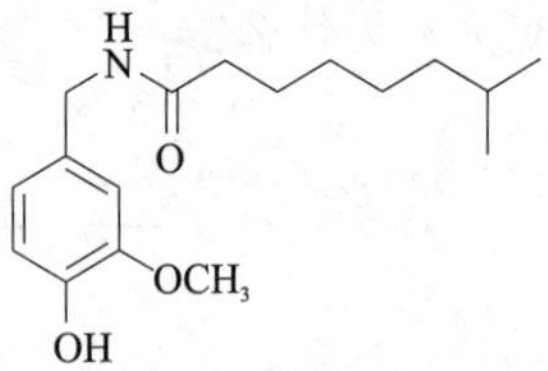

降二氢辣椒碱 (Nordihydrocapsaincin)

（1）辣椒红素（Capsanthin）：分子式，$C_{40}H_{56}O_3$；相对分子质量，584.45；深红色黏性油状液体或深胭脂红色针状结晶，mp. 175 ℃；易溶于正己烷、乙醚、乙酸乙酯、丙酮等非极性有机溶剂及大多数非挥发性油，部分溶于乙醇，不溶于水、甘油等极性溶剂；对可见光稳定，但紫外线促使其褪色，遇 $Fe^{2+}$、$Cu^{2+}$、$Co^{2+}$ 等可褪色，遇 $Pb^{2+}$ 易形成沉淀。

（2）辣椒碱（Capsaicin）：分子式，$C_{18}H_{27}NO_3$；相对分子质量，305.2；白色针状微晶

体或单斜无色棱柱体或矩形晶体，mp. 61 ℃，bp. 210~220 ℃/ 0.1 mm Hg；易在乙醚、石油醚中结晶；溶于甲醇、稀乙醇、乙醚、丙酮、二氯甲烷、氯仿、乙酸乙酯等溶剂及碱性水溶液中，微溶于二硫化碳，很难溶于冷水。稀释至十万分之一仍能感觉到辣味；无毒性，但在高温下产生刺激性蒸气。常温条件下化学稳定性高，在各种有机溶剂萃取过程中损失极小，在碱性水溶液中酰胺碱可少量水解，产物为香草基胺和癸烯酸。

## 二、目的要求

(1)掌握酰胺碱的理化性质。
(2)要求得到辣椒色素提取物和辣椒碱提取物。

## 三、实验原理

辣椒中的色素成分和生物碱成分的极性都较低，而且都溶于石油醚、乙醚、氯仿、乙酸乙酯、乙醇等有机溶剂中，故可用有机溶剂将它们同时从原材料中提取出来。

辣椒碱是酰胺类生物碱，碱性很弱，而且分子中都具有酚羟基，故显弱酸性。利用此性质，可用碱水萃取将辣椒色素和辣椒碱分开。

## 四、实验材料与仪器、用具

干辣椒；辣椒素、二氢辣椒素对照品；石油醚(60~90 ℃)，丙酮，甲醇(色谱纯)，纯水(色谱纯)，氢氧化钠，盐酸。

不锈钢药匙，60 目药筛，50 mL 量筒，100 mL 锥形瓶，布氏漏斗，抽滤瓶，封口膜，滤纸，广泛 pH 试纸，玻棒，500 mL、250 mL 分液漏斗，250 mL、100 mL 圆底烧瓶，球形冷凝管，三角抽滤漏斗，50 mL、10 mL 容量瓶，5 mL、1 mL 刻度移液管，洗耳球，玻璃比色皿，ODS柱，20 μL 进样器。

微型中药粉碎机，电子天平，超声波清洗器，旋转蒸发器，水环式真空泵，水浴锅，可见分光光度计，万分之一电子天平，高效液相色谱仪(配紫外检测器)。

## 五、实验方法及注意事项

### 1. 辣椒色素和辣椒碱的提取

取干辣椒，去果柄、籽，粉碎，过 60 目筛。

取辣椒粉 10 g，置于 100 mL 锥形瓶中，加入 50 mL 石油醚(60~90 ℃)，覆以封口膜，超声波辅助提取 10 min，取出静置，待药粉沉降完全，倾出上清液；药渣再加入 40 mL 石油醚，超声提取 10 min，倾出上清液；药渣再用 30 mL 石油醚超声提取 5 min，倾出上清液。合并 3 次提取液，布氏漏斗抽滤；滤液减压回收石油醚至浓缩液约 30 mL。

### 2. 辣椒色素和辣椒碱的分离

将辣椒的石油醚提取浓缩液转入 250 mL 分液漏斗中，加入 2%氢氧化钠水溶液萃取 5 次，每次 40~45 mL，充分振摇，静置使分层清晰，从下方放出碱水溶液，合并 5 次碱水液。从上方倒出石油醚液，浓缩至干，得油状辣椒色素。

碱水液用 1 mol/L 盐酸调 pH 至 6~7，用等体积的石油醚萃取辣椒碱，萃取 3 次，合并 3 次石油醚相，减压回收石油醚至有固形物出现。将浓缩液在水浴上回流溶解，然后缓慢降温，约 5 min 降 1 ℃。析晶完全后，用三角抽滤漏斗抽滤，收集辣椒碱粗晶。

### 3. 辣椒色素的色价分析

色价是被测样品在 1% 浓度时，在 1 cm 液层厚度的比色皿中，在最大吸收波长（460 nm）处的吸光度。

取 10 mg 左右的油状辣椒色素，用丙酮溶解，50 mL 容量瓶定容；取出 5 mL，再用丙酮液稀释至 50 mL。用丙酮做空白校正，在 460 nm 波长处测定稀释液的吸光度。辣椒色素样品色价按以下公式计算：

$$E_{1\,cm}^{1\%}\,460\ nm = \frac{Af}{m} \times 1\%$$

式中，$A$ 为实测样品溶液的吸光度；$f$ 为稀释倍数；$m$ 为试样质量，g。

### 4. 辣椒碱含量测定

HPLC 条件：ODS 柱；甲醇－水（50：50）为流动相；检测波长为 280 nm；柱温为 40 ℃。

精密称取辣椒碱对照品和二氢辣椒碱对照品各 10 mg，分别用甲醇定容至 10 mL，得到 1000 $\mu$g/mL 的母液；然后取两种母液各 1 mL 混合，用甲醇定容至 10 mL，得到辣椒碱和二氢辣椒碱浓度分别为 100 $\mu$g/mL 的对照品混合溶液；采用 10 倍稀释法，得到辣椒碱和二氢辣椒碱浓度分别为 10 $\mu$g/mL 左右的对照品混合溶液。

分别取辣椒碱和二氢辣椒碱母液各 1 $\mu$L 进样分析，确定二者各自的保留时间。

分别进样浓度为 10 $\mu$g/mL 和 100 $\mu$g/mL 的对照品混合溶液各 5 $\mu$L、10 $\mu$L、15 $\mu$L、20 $\mu$L，记录辣椒碱和二氢辣椒碱的色谱峰面积，分别绘制辣椒碱和二氢辣椒碱的定量标准曲线，求取标准方程。

精密称取自制辣椒碱 10 mg，用甲醇定容至 10 mL，采用 10 倍稀释法制备浓度约为 100 $\mu$g/mL 的样品溶液。取样品溶液 10 $\mu$L 进样分析，记录辣椒碱和二氢辣椒碱的峰面积，计算自制辣椒碱中的辣椒碱和二氢辣椒碱含量。

## 六、思考题

(1) 请问辣椒碱中辣椒碱和二氢辣椒碱的含量计算公式是什么？

(2) 请问辣椒碱的纯度分析除外标工作曲线法外还有哪些方法？

(3) 请问有什么方法可以得到纯的辣椒红色素？

(4) 请问辣椒碱的提取能采用酸提碱沉法吗？如何提高辣椒碱的纯度？

# 第三章 设计性实验

## 实验二十三 黄连中生物碱的提取、分离及鉴定

黄连(Rhizoma Coptidis)为毛茛科植物黄连(*Coptis chinensis* Franch.)、三角叶黄连(*Coptis deltoidea* C. Y. Cheng et Hsiao)或云连(*Coptis teeta* Wall.)的干燥根茎。其味苦、性寒，具有清热燥湿、泻火解毒的功效。黄连的有效成分主要是生物碱，黄连根茎含多种异喹啉生物碱，约占10%左右。主要含有小檗碱(Berberine)、黄连碱(Coptisone)、巴马汀(Palmatine)、药根碱(Jatrorrhizine)、表小檗碱(Epiberberine)、非洲防己碱(Columbamine)等。其中，小檗碱含量较高，为6%~10%，其次是黄连碱、巴马汀、表小檗碱。

### 一、基础理论

| Palmatine | $R_1=OCH_3$，$R_2=OCH_3$，$R_3=OCH_3$，$R_4=OCH_3$ |
| Berberine | $R_1+R_2=$—$OCH_2O$—，$R_3=OCH_3$，$R_4=OCH_3$， |
| Epiberberine | $R_1=OCH_3$，$R_2=OCH_3$，$R_3+R_4=$—$OCH_2O$— |
| Coptisine | $R_1+R_2=$—$OCH_2O$—，$R_3+R_4=$—$OCH_2O$— |
| Columbamine | $R_1=OH$，$R_2=OCH_3$，$R_3=OCH_3$，$R_4=OCH_3$ |
| Jatrorrhizine | $R_1=OCH_3$，$R_2=OH$，$R_3=OCH_3$，$R_4=OCH_3$ |

(1)小檗碱(Berberine)：一种常见异喹啉生物碱。黄色针状结晶(乙醚)，mp. 145 ℃；溶于水，难溶于苯、乙醚和氯仿。具有季铵碱的特征。其盐类在水中的溶解度都比较小。小檗碱盐酸盐在水中溶解度为1:500。小檗碱盐酸盐又称黄连素，为黄色结晶性粉末；易溶于沸水，微溶于冷水，几乎不溶于冷醇、氯仿和醚。

(2)黄连碱(Coptisone)：浅黄色针状结晶(乙醇)，mp. 218 ℃；不溶于水，微溶于乙醇，溶于碱。氯化物为橙色棱柱状结晶，300 ℃时也不熔。碘化物为黄色针状结晶，280 ℃以上分解。硫酸盐为黄色结晶，不溶于水及乙醇。

(3)巴马汀(Palmatine)：系季铵生物碱，溶于水、乙醇，几乎不溶于氯仿、乙醚、苯等溶剂。其盐酸盐即氯化巴马汀(Palmatine Chloride)$C_{21}H_{22}O_4N \cdot Cl \cdot 3H_2O$ 为黄色针状结晶，mp. 205 ℃(dec)。其理化性质与盐酸小檗碱类似。巴马汀氢碘酸盐(Palmatine Icdide)$C_{21}H_{22}O_4N \cdot I \cdot 2H_2O$ 为橙黄色针状结晶，mp. 241 ℃(dec)。

(4)药根碱(Jatrorrhizine)：系具酚羟基季铵盐，其理化性质与巴马汀类似，但较易溶于苛性碱液中，其盐酸盐在水中的溶解度亦比盐酸巴马汀为大，可藉此性质予以分离。药根碱盐酸盐(Jatrorrhizine Chloride)$C_{20}H_{20}O_4N \cdot Cl \cdot H_2O$ 为铜色针状结晶，mp. 204~206 ℃，其苦味酸盐(Jatrorrizine picrate)$C_{20}H_{20}O_4N \cdot C_6H_2O_7N_2$ 为橙黄色柱状结晶，mp. 217~220 ℃(dec)。

(5)表小檗碱(Epiberberine)：黄色结晶性粉末，mp. 260 ℃，在热水中溶解，在水或

乙醇中微溶，在氯仿中极微溶解，在乙醚中不溶。

(6)非洲防己碱(Columbamine)：氯化物 2.5 分子水合物($C_{20}H_{20}ClNO_4 \cdot 5/2H_2O$)为橙黄色针状结晶，mp. 194 ℃。溶于水及乙醇。氯化物 4 分子水合物($C_{20}H_{20}ClNO_4 \cdot 4H_2O$)为橙黄色棱柱结晶，mp. 184 ℃。碘化物为橙黄色针状结晶，mp. 224 ℃。溶于水及乙醇。

## 二、目的要求

(1)根据黄连中生物碱的结构及理化性质设计其提取分离实验方案。
(2)掌握季铵型生物碱的分离方法和水溶性生物碱的分离方法。
(3)掌握常见的分离生物碱的色谱方法。
(4)掌握生物碱的各种检识和鉴定方法。

# 实验二十四　陈皮中川陈皮素和橘皮素的提取和分离

陈皮为芸香科植物橘(*Citrus reticulate* Blanco)及其变种的干燥成熟果皮。陈皮味苦、辛，性温，入肺、脾经，具有理气健脾、燥湿化痰的功效，主要用于治疗消化系统和呼吸系统疾病，为食管、胃十二指肠等消化道病症最常用的药物，也可用于治疗胸胁胀痛、疝气、乳核、乳痈、食积、腹痛等证。

陈皮中的黄酮类化合物主要有黄酮、黄酮醇、黄烷酮、原花色素等，多以糖苷或苷元的形式存在，包括川陈皮素(蜜橘黄素)、橘皮素(红橘素、蜜橘素)、橙皮苷(陈皮苷、橘皮苷)、二氢川陈皮素、新陈皮苷、柚皮苷元(柑橘素)等。其中，以川陈皮素和橘皮素药理活性强且含量较高，它们还因较显著的抗肿瘤作用而受到日益广泛的关注。川陈皮素有抗血细胞凝集、抗血栓形成、抗癌、抗真菌、抗炎、抗过敏、抗胆碱酯酶和抗癫痫作用，还是碳水化合物代谢促进剂。橘皮素具有抗真菌作用，体外可抑制肿瘤细胞增殖，可抑制嗜碱性细胞组胺释放。对于平滑肌的收缩亦有抑制作用。

## 一、基础理论

川陈皮素　　　　　　　　　　　　　橘皮素

(1)川陈皮素：无色晶体，mp. 137～138 ℃；微溶于水和乙醚。
(2)橘皮素：白色晶体，mp. 50～51 ℃；易挥发，难溶于水，易溶于乙醇、乙醚等有机溶剂。

## 二、目的要求

(1)根据陈皮主要黄酮化合物的结构及理化性质设计其提取分离实验方案。
(2)掌握常见的分离黄酮苷元的色谱方法。
(3)掌握黄酮类化合物的各种检识和鉴定方法。

# 实验二十五　苦参中总生物碱和总黄酮的提取和分离

苦参为豆科槐属植物苦参(*Sophora flavescens* Ait)的干燥根，其味苦、性寒，具有清热燥湿、杀虫利尿的功效，传统上主治热痢、便血、黄疸尿闭、赤白带下、阴肿阴痒、湿疹、湿疮、皮肤瘙痒和疥癣麻风等症，外治滴虫性阴道炎。苦参含有丰富的生物碱、黄酮和三萜类成分。生物碱是苦参的主要有效成分，大都含有相似的基本骨架，多数属于喹诺里西啶(Quinolizidine)类生物碱，此类生物碱具有抗肿瘤、抗心律失常、抗微生物、抗溃疡、升白细胞等多方面的药理作用，某些生物碱还呈现出值得重视的抗病毒(乙肝病毒、柯萨奇病毒等)活性。从苦参中分离得到的黄酮类成分，主要为异戊二烯基类黄酮类化合物，按黄酮化合物的骨架来分，主要包括二氢黄酮类、二氢黄酮醇类、黄酮醇类和查耳酮类。苦参中的黄酮类化合物具有抗炎、抗菌、抗癌等多种药理作用，是一类非常有药用价值的活性成分。

## 一、基础理论

苦参主要黄酮类化合物的母核骨架：

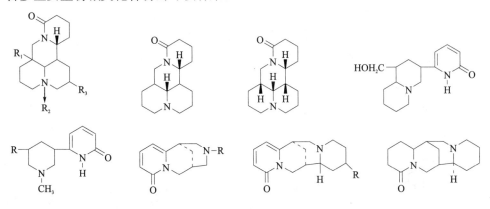

苦参主要生物碱类化合物的母核骨架：

## 二、目的要求

(1)根据苦参生物碱和黄酮类化合物的结构，推测其理化性质，并设计综合提取总生物碱和总黄酮的实验方案。

(2)掌握总生物碱及总黄酮的理化性质和鉴定方法。

(3)掌握总生物碱及总黄酮的提取纯化方法。

# 附录 I  常用检测试剂及其配制方法

## 一、通用显色剂

### 1. 碘

检查含有双键、三键、芳环、杂原子的有机化合物。

(1)碘蒸气：在密闭的容器中放入少许碘结晶，放入展开后晾干的薄层，数分钟后观察棕色斑点。如需加快显色速度，可将盛有碘的容器在水浴上加热。在容器内放一小杯水，可提高显色灵敏度。

(2)经碘蒸气熏蒸的薄层取出，在空气中放置 5 min，挥走非特异性吸附的碘后，向薄层喷洒 1% 淀粉水溶液，观察蓝色斑点。

(3)5% 碘的氯仿溶液：向展开后晾干的薄层喷洒。

### 2. 碘－碘化钾溶液

检查普通有机化合物。

碘 1 g，碘化钾 10 g，用 50 mL 水加热溶解，加 2 mL 冰醋酸，用水稀释至 100 mL。薄层上喷洒该试剂后，很多有机化合物均可呈色。

### 3. 硫酸

检查含有羟基、双键、三键的有机化合物。

(1)5% 浓硫酸－乙醇溶液。

(2)15% 浓硫酸－正丁醇溶液或浓硫酸－正丁醇(1∶1)。

展开后晾干的薄层喷洒硫酸显色剂，空气中干燥 15 min，再于 110 ℃ 以上加热至呈色或显荧光。

### 4. 重铬酸钾－硫酸

不同的化合物显不同的颜色。

5 g 重铬酸钾溶于 100 mL 40% 硫酸中。

展开后晾干的薄层喷洒该显色剂后，150 ℃ 下加热至斑点呈色。

### 5. 高锰酸钾

检查不饱和化合物。

0.5 g 高锰酸钾溶于 100 mL 水中。

展开后晾干的薄层喷洒该显色剂后，在淡红色背景上显黄色斑点。

### 6. 碱性高锰酸钾溶液

检查不饱和化合物。

溶液 A：1 g 高锰酸钾溶于 100 mL 水中；溶液 B：5 g 碳酸钠溶于 100 mL 水中。

临用前将溶液 A 和 B 等量混合，喷洒在薄层上，淡红色背景上显黄色斑点。

### 7. 硝酸银－高锰酸钾试剂

检查还原性化合物。

溶液 A：高锰酸钾 0.5 g，碳酸钠 1 g，溶于 100 mL 水中；溶液 B：0.1 mol/L 硝酸银溶液，2 mol/L 氨水，2 mol/L 氢氧化钠溶液，临用前按 1∶1∶2 混合。

临用前将溶液 A 和 B 等量混合，喷在薄层上，还原性物质在蓝绿色背景上立即显黄色。

### 8. 铁氰化钾－三氯化铁试剂

检查具有还原性的化合物，尤其是含有单个酚羟基且有吸电基团取代的酚类化合物。

溶液 A：1 g 铁氰化钾溶于 100 mL 水中；溶液 B：2 g 氯化铁溶于 100 mL 水中。

临用前溶液 A 和 B 等量混合，喷在薄层上，还原性物质显蓝色，如再喷 2 mol/L 盐酸溶液，蓝色会加深。纸色谱可用稀盐酸洗去喷洒液。

### 9. 2，4-二硝基苯

检查含有羰基的化合物。

2，4-二硝基苯 1 g，浓盐酸 10 mL，用无水乙醇溶解，定容至 1000 mL。

在展开后晾干的薄层上喷洒该显色剂后，显黄色斑点。

### 10. 磷钼酸

检查具有还原性的化合物、类脂体、生物碱、甾体等。

5 g 磷钼酸溶于 100 mL 乙醇中。

展开后晾干的薄层喷洒该显色剂后，120 ℃加热至出现斑点，还原性物质显蓝色，再用氨气熏，背景褪色。

### 11. 碱式醋酸铅试剂

检查普通有机化合物。

22 g 醋酸铅，溶于 70 mL 水中，备用。

14 g 氧化铅置研钵中，加 10 mL 水研磨成糊状，倒入试剂瓶中，研钵用 10 mL 水洗涤，洗液并入试剂瓶中。将上述 70 mL 醋酸铅溶液全部并入试剂瓶中，用力振摇 5 min，放置 7 天，其间不时振摇。过滤，滤饼用少量新煮沸过的冷蒸馏水洗涤，洗液并入滤液，定容至 100 mL，即得。

该液既可做喷雾剂，用于薄层色谱或纸色谱显色，也可做沉淀试剂，用于试管反应。

## 二、生物碱检出试剂

### 1. 碘化铋钾(Dragendorff)试剂

(1)次硝酸铋 3 g，溶于 17 mL 30％硝酸(相对密度为 1.18)，在搅拌下慢慢加碘化钾浓水溶液(27 g 碘化钾溶于 20 mL 水)，静置一夜，取上层清液，加蒸馏水稀释至 100 mL。

(2)改良的碘化铋钾试剂。溶液 A：0.85 g 次硝酸铋，溶于 10 mL 冰醋酸，加水 40 mL；溶液 B：8 g 碘化钾溶于 20 mL 水中。溶液 A 和 B 等量混合，作沉淀试剂用。于棕色瓶中可以保存较长时间。如需用于薄层色谱显色，则取上述混合液 1 mL 与醋酸 2 mL，混合即得。

(3)市售碘化铋钾直接配制：7.3 g 碘化铋钾，冰醋酸 10 mL，加蒸馏水 60 mL。

### 2. 碘化汞钾(Mayer)试剂

氯化汞 1.36 g 和碘化钾 5 g 各溶于 20 mL 水中，混合后加水稀释至 100 mL。做沉淀剂。

如需用于薄层色谱显色，则取混合液 10 mL，加 1 mL 17％盐酸，混合即得。

### 3. 碘－碘化钾(Wagner)试剂

1 g 碘和 10 g 碘化钾溶于 50 mL 水中，加热，加 2 mL 醋酸，再用水稀释至 100 mL。

### 4. 硅钨酸试剂

5 g 硅钨酸溶于 100 mL 水中，用盐酸调 pH 至 2 左右。

### 5. 苦味酸试剂

1 g 苦味酸溶于 100 mL 水中。

### 6. 鞣酸试剂

鞣酸 1g 加乙醇 1 mL 溶解，再加水至 10 mL。

### 7. 硫酸铈－硫酸试剂

0.1 g 硫酸铈混悬于 4 mL 水中，加 1 g 三氯醋酸，加热至沸，逐滴加入浓硫酸至澄清。

展开后晾干的薄层喷洒该试剂后，110 ℃下烘烤数分钟至斑点呈色，不同的生物碱显不同的颜色。

### 8. 钒酸钠－浓硫酸(Mandelin)试剂

钒酸钠 1 g，溶于 100 mL 浓硫酸中。

展开后晾干的薄层色谱喷洒该试剂后，多种生物碱显不同的颜色。

## 三、糖及苷类的检出试剂

### 1. α-萘酚(Molish)试剂

检出糖类、苷类。

溶液 A：a-萘酚 1 g，用 75％乙醇溶解，定容至 10 mL；溶液 B：浓硫酸。

如需用于薄层色谱显色，临用前，取溶液 A 30 mL，溶液 B 10 mL，用 95％乙醇定容至 100 mL。喷在展开后晾干的薄层上，100 ℃下烘烤 3～6 min，多数糖显蓝色。

### 2. 茴香醛－硫酸试剂

检出各种糖。

溶液 A：茴香醛 1 g，溶于 100 mL 95％乙醇中；溶液 B：浓硫酸。

如需用于薄层色谱显色，临用前，取溶液 A 50 mL，加入溶液 B 1 mL，混匀。展开后晾干的薄层或纸色谱，喷该显色剂后 100～105 ℃下烘烤，不同糖显不同颜色。

### 3. 苯胺－邻苯二甲酸试剂

检出各种糖。

苯胺 0.93 g，邻苯二甲酸 1.66 g，溶于 100 mL 水饱和的正丁醇中。

展开后晾干的薄层或纸色谱上喷洒该显色剂后，105～110 ℃下烘烤 10 min，五碳醛糖和 2-己酮糖常显红色，六碳醛糖和 5-己酮糖常显棕色。

### 4. 碱性酒石酸铜(Fehling)试剂

检出还原糖。

溶液 A：结晶硫酸铜 6.93 g，加水至 100 mL；溶液 B：酒石酸钾钠 34.9 g，氢氧化钠 10 g，加水至 100 mL。

临用前，溶液 A 和 B 等量混合，用于试管反应。

### 5. 氨性硝酸银试剂

检出还原糖。

硝酸银 1.7 g，加水 20 mL 溶解；加入等体积的 5 mol/L 氨水，混匀，用于试管反应。

### 6. α-去氧糖显色试剂

(1)氯化铁冰醋酸(Keller-Kiliani)试剂。溶液 A：1％氯化铁水溶液 0.5 mL，加冰醋酸至 100 mL；溶液 B：浓硫酸。用于试管反应。1 mg 样品加入溶液 A 2 mL 溶解，沿试管壁滴加溶液 B 2 mL，两相界面即显棕色，渐变为浅绿、蓝色，最后上层全部变为蓝色。

(2)占吨氢醇冰醋酸(Xanthydrol)试剂。10 mg 占吨氢醇溶于 100 mL 冰醋酸(含 1％的盐酸)中。用于试管反应。1 mg 样品加入 1～2 mL 该试剂，水浴加热 3 min，凡分子中含有 2-去氧糖者都显红色。

(3)3,5-二氨基苯甲酸磷酸试剂。3,5-二氨基苯甲酸二盐酸盐 1 g，溶于 25 mL 80％

磷酸中，加水稀释至 60 mL。展开后晾干的薄层或纸色谱上喷洒该显色剂后，100 ℃下烘烤 15 min，2-去氧糖在日光下显棕色，365 nm 紫外光下显黄绿色荧光。

## 四、酚类、鞣质检出试剂

### 1. 氯化铁试剂

酚类及羟肟酸等，但不显色含单个酚羟基且有吸电基团取代的酚类化合物。

1％～5％氯化铁的水溶液或醇溶液，滴加少许盐酸。

展开后晾干的薄层或带样滤纸上喷该显色剂后，酚类呈蓝色或绿色，羟肟酸呈红色。

### 2. 氯化铁－铁氰化钾试剂

鞣质、一切酚类、还原性化合物。

溶液 A：2％氯化铁水溶液；溶液 B：1％铁氰化钾水溶液。

临用前取溶液 A 和 B 等体积混合，或依次滴加。

### 3. 氯化钠－明胶试剂

检出鞣质。

明胶 1 g，溶于 50 mL 水中，再加入 10 g 氯化钠，溶解后加水稀释至 100 mL(10 ℃左右可保存 2～3 个月)。用于试管反应。

### 4. 铁铵明矾试剂

检出鞣质。

硫酸铁铵结晶($FeNH_4(SO_4)_2 \cdot 12H_2O$)1 g，加水至 100 mL。

### 5. 香草醛－盐酸试剂

检出具有间苯二酚或间苯三酚结构的化合物。

0.5 g 香草醛(香兰素)，溶于 50 mL 浓盐酸中。

展开后晾干的薄层上喷洒该显色剂后，室温反应 5 min，呈现不同的红色。

### 6. 4-氨基安替比林-铁氰化钾(Emerson)试剂

溶液 A：2％ 4-氨基安替比林乙醇溶液；溶液 B：8％铁氰化钾水溶液。或者，溶液 A：0.9％ 4-氨基安替比林乙醇溶液；溶液 B：5.4％铁氰化钾水溶液。

展开后晾干的薄层上先喷洒溶液 A，再喷洒溶液 B，即显色；如放入密闭缸内用浓氨水熏蒸，不同的酚类物质显示黄、橙、红、棕、紫等颜色。

如用于试管反应，样品应先加 3％碳酸钠溶液，加热后，再依次滴加溶液 A 和 B。

### 7. 重氮化试剂

溶液 A：对硝基苯胺 0.35 g，溶于 5 mL 浓盐酸，加水至 50 mL；溶液 B：亚硝酸钠 5 g，加水至 50 mL。

临用前取溶液 A 和 B 等量,在冰水浴中混合后,用于试管反应。(由于重氮盐不稳定,很易分解,故本试剂须临用时配制。)加试剂前,样品先加 3％碳酸钠溶液,加热。

### 8. Gibbs 试剂

检出酚羟基对位有氢原子的化合物。

溶液 A:0.5％2,6-二氯苯醌-4-氯亚胺的乙醇溶液;溶液 B:硼酸－氯化钾－氢氧化钾缓冲液(pH 为 9.4)。

## 五、内酯、香豆素类检出试剂

### 1. 异羟肟酸铁试剂

检出酯类和内酯类化合物。

溶液 A:新鲜配制的 1 mol/L 盐酸羟胺($M=69.5$)的甲醇液,盐酸羟胺 7 g,溶于 15 mL 水中,用甲醇稀释到 100 mL,冷藏备用;溶液 B:1.1 mol/L 氢氧化钾($M=56.1$)的甲醇液,氢氧化钾 6.2 g 用少量水溶解,用甲醇稀释到 100 mL,冷藏备用;溶液 C:氯化铁 1 g,溶于 100 mL 1％盐酸中。

应用于试管反应时,溶液 A、B、C 按次序滴加,或溶液 A、B 等体积混合滴加后再加溶液 C。

也可用于薄层色谱显色,喷洒顺序同试管反应。

### 2. 4-氨基安替比林-铁氰化钾试剂

检出香豆素、酚类化合物。
见"四、酚类检出试剂"项下"4-氨基安替比林-铁氰化钾试剂"。

### 3. 重氮化试剂

检出香豆素、酚类、芳香胺类、能偶合的杂环类化合物。
见"四、酚类检出试剂"项下"重氮化试剂"。

### 4. 开环－闭环试剂

检出香豆素等内酯类化合物。
溶液 A:1％氢氧化钠溶液;溶液 B:2％盐酸溶液。

### 5. 间硝基苯试剂

检出酯、内酯、强心苷类。
溶液 A:2％间硝基苯乙醇液;溶液 B:2.5 mol/L 氢氧化钾水溶液。
展开后晾干的薄层上,先喷溶液 A,室温干燥后,再喷溶液 B,70～100 ℃烘烤,显紫红色。

## 六、醌类检出试剂

### 1. 氢氧化钾试剂

检出香豆素类、蒽醌类、黄酮类等。

10％氢氧化钾水溶液,用于试管反应。

薄层色谱喷洒剂:5 g 氢氧化钾溶于 100 mL 甲醇中。喷洒该试剂前后,观察日光下颜色及 365 nm 紫外光下的荧光。

### 2. 醋酸镁试剂:检出具有酚羟基的蒽醌类、黄酮类。

0.5 g 醋酸镁溶于 100 mL(或 50 mL)甲醇。

展开后晾干的薄层上喷洒该试剂后,100 ℃下烘烤 5～10 min,显红色至紫色。蒽醌类化合物 A、B 环上羟基取代方式不同,呈色不同。

### 3. 无色亚甲蓝(Leucomethylene blue)试剂

检出苯醌类和萘醌类。

100 mg 亚甲蓝,溶于 100 mL 乙醇,加 1 mL 冰醋酸及 1 g 锌粉,缓慢振摇直至蓝色消失。

展开后晾干的薄层喷洒该显色剂后,白色背景上显蓝色斑点。

### 4. 1％硼酸试剂

1％硼酸水溶液。

### 5. 碱式醋酸铅试剂

同"一、通用显色剂"项下"碱式醋酸铅试剂"。

## 七、黄酮类检出试剂

### 1. 盐酸镁粉试剂

浓盐酸和镁粉。用于试管反应。

### 2. 氯化铝试剂

具有酚羟基的黄酮类。

2％(1％～5％均可)氯化铝甲醇(或乙醇)溶液。

喷洒在展开后晾干的薄层上,观察喷洒前后,在日光下的颜色和 365 nm 紫外光下的荧光。

### 3. 醋酸镁试剂

同"六、醌类化合物检出试剂"项下"醋酸镁试剂"。

### 4. 氢氧化钾试剂

10%氢氧化钾水溶液。

### 5. 二氯氧锆试剂

检出有 3-OH 或 5-OH 的黄酮类化合物。
10%氧氯化锆甲醇溶液。
可做试管反应，也可用作薄层显色剂。

### 6. 锆-枸橼酸试剂

判断有 3-OH 或 5-OH 的黄酮类化合物。
溶液 A：2%氧氯化锆甲醇液；溶液 B：2%枸橼酸(柠檬酸)甲醇液。
展开后晾干的薄层，先喷溶液 A，室温晾干后再喷溶液 B，观察喷溶液 A 前后和喷溶液 B 前后，日光下的颜色和 254 nm 紫外光下的暗斑及 365 nm 紫外光下的荧光。
也可用于试管反应。

### 7. 硼氢化钾(钠)试剂

检出二氢黄酮类。
溶液 A：1%~2%硼氢化钾(钠)的异丙醇溶液，须新鲜配制；溶液 B：浓盐酸。
展开后晾干的薄层，喷洒溶液 A，5 min 后放入盛有浓盐酸的密闭容器中熏蒸。二氢黄酮类化合物显红、橙红色等。

## 八、强心苷类检识试剂

### 1. 3，5-二硝基苯甲酸(Kedde)试剂

检出 α，β-不饱和内酯等。
溶液 A：2% 3，5-二硝基苯甲酸甲醇液；溶液 B：1 mol/L 氢氧化钾甲醇溶液。
临用前溶液 A 和 B 等量混合。喷洒在薄层上，显紫红色，几分钟后褪色。

### 2. 碱性苦味酸(Baljet)试剂

检出活性次甲基。
1 g 苦味酸，溶于 25 mL 甲醇，加入 2.5 mL 1%氢氧化钠溶液，用水稀释至 50 mL。
试管反应，1 mg 样品溶于甲醇，加入 2 mL 试剂，静置 15 min 后显红色。

### 3. 亚硝基铁氰化钠-氢氧化钠(Legal)试剂

检出不饱和内酯、甲基酮、活性次甲基等。
溶液 A：吡啶；溶液 B：0.5%亚硝基铁氰化钠溶液；溶液 C：10%氢氧化钠溶液。

### 4. 三氯醋酸试剂

检出强心苷类。

25 g 三氯醋酸，溶于 100 mL 乙醇或氯仿中（配制后可放置数日）。

展开后晾干的薄层喷洒该显色剂后，110 ℃下烘烤 7～10 min，365 nm 紫外光下显蓝色或黄色荧光。

### 5. 碱性三硝基苯试剂

检出强心苷类。

溶液 A：100 mg 间三硝基苯，溶于 40 mL 二甲基甲酰胺，加浓硫酸 3～4 滴，用水稀释至 100 mL（避光能长期保存）；溶液 B：5 g 碳酸钠，溶于 100 mL 水中。

展开后晾干的薄层上先喷洒溶液 A，再喷溶液 B，90～100 ℃下烘烤 5 min，在浅橙色背景上呈红色斑点。

### 6. α-去氧糖检出试剂

见"三、糖及苷类的检出试剂"项下"α-去氧糖显色试剂"。

## 九、皂苷类

### 1. 溶血试验

检出皂苷类。

2%血球生理盐水混悬液：新鲜兔血（由心脏或耳静脉取血）适量，用洁净小毛刷迅速搅拌，除去纤维蛋白，离心，沉降血细胞反复用生理盐水洗涤、离心，至上清液无色后，量取沉降红血球用生理盐水配成 2%混悬液，贮冰箱内备用（贮存期 2～3 天）。

### 2. 醋酐－浓硫酸（Liebermann）试剂

检出三萜、甾体类。

少许样品溶解或悬浮于 0.5 mL 醋酐中，滴加 1 滴浓硫酸液，随时间的推移出现不同颜色，根据最后的呈色情况区别甾体和三萜类。

### 3. 磷钼酸试剂

检出三萜、甾体等。

25%磷钼酸的乙醇溶液。

展开后晾干的薄层喷洒该显色剂后，140 ℃下烘烤 5～10 min，显深蓝色。

### 4. 三氯化锑试剂

检出三萜、甾体等。

25 g 三氯化锑，溶于 75 mL 氯仿中，或三氯化锑的饱和氯仿（或四氯化碳）溶液。临用前加 1/10～1/5 体积的氯化亚砜。

展开后晾干的薄层喷洒该显色剂后，90 ℃下烘烤 10 min，在可见光下显不同颜色，在 365 nm 紫外光下显不同色的荧光。

### 5. 五氯化锑试剂

检出三萜、甾体等。

五氯化锑与氯仿(或四氯化碳)的 1:4 混合液，临用前新鲜配制。

展开后晾干的薄层喷洒该显色剂后，120 ℃下烘烤至出现斑点，并在 365 nm 紫外光下观察荧光。

### 6. 硫酸－甲醇试剂

检出三萜、甾体等。

硫酸与甲醇 1:2 的混合溶液。

展开后晾干的薄层喷洒该显色剂后，100 ℃下烘烤 10 min，可显红褐色、紫色、黄色等，所显颜色与烘烤温度有关。

### 7. 香兰醛－硫酸试剂

检出三萜、甾体、高级醇、酚类等。

1 g 香兰醛溶于 20 mL 冰醋酸中，加入 5 mL 浓硫酸，用无水乙醇定容至 100 mL，或 0.5 g 香兰醛溶于 100 mL 浓硫酸－乙醇(1:4)中。

展开后晾干的薄层喷洒该显色剂，120 ℃下烘烤或室温放置，日光下观察斑点。

### 8. 三氯醋酸试剂

检出三萜、甾体等。

三氯醋酸与冰醋酸的 1:2 混合液。

展开后晾干的薄层喷洒该试剂后，100 ℃下烘烤 20 min，显黄色。

### 9. 氯仿－浓硫酸(Salkowski)反应

检出三萜、甾体等。

少许样品溶解或悬浮于 1 mL 氯仿中，加入 1 mL 浓硫酸，氯仿层呈红色或青色，硫酸层呈现绿色荧光。

### 10. 冰醋酸－乙酰氯(Tschugaeff)反应

检出三萜、甾体类等。

少许样品用 1 mL 冰醋酸溶解，加入 5 滴乙酰氯和数粒氯化锌，稍加热，呈淡红色或紫红色。

### 11. 间二硝基苯试剂

检出甾体类，包括甾醇、甾体皂苷、强心苷等。

溶液 A：2% 间二硝基苯乙醇液；溶液 B：14% 氢氧化钾甲醇液。

临用前溶液 A 和 B 等量混合。展开后晾干的薄层上喷洒该显色剂后，空气中干燥 10 min，显黄褐色或紫色。

## 十、含氰苷类

### 1. 苦味酸钠试纸

适当大小的滤纸条，浸入苦味酸饱和水溶液；浸透后取出晾干，再浸入10％碳酸钠水溶液内，迅速取出晾干即得。

### 2. 亚铁氰化铁（普鲁士蓝）试剂

溶液 A：10％氢氧化钠水溶液；溶液 B：10％硫酸亚铁水溶液，用前配制；溶液 C：10％盐酸；溶液 D：5％氯化铁水溶液。

固体样品用水润湿或样品溶液，加热蒸馏，用1~2 mL 溶液 A 吸收，加入2~3滴溶液 B，摇匀，微温，加溶液 D 1滴，再加溶液 C 使呈明显酸性。如有氢氰酸存在，即产生蓝色，如果氢氰酸含量多时，出现蓝色沉淀；含量少时出现蓝绿色，有时反应不明显，须放置12 h 以上，蓝色反应才能出现。

## 十一、氨基酸多肽、蛋白质检出试剂

### 1. 双缩脲（Biuret）试剂

溶液 A：1％硫酸铜溶液；溶液 B：40％氢氧化钠水溶液。

临用前溶液 A 和 B 等量混合，用于试管反应。

### 2. 茚三酮试剂

检出氨基酸、氨及氨基糖。

溶液 A：茚三酮 0.3 g 溶于 100 mL 正丁醇中，加入 3 mL 冰醋酸，混匀，或茚三酮 0.2 g 溶于 100 mL 乙醇（或丙酮）中；溶液 B：取饱和硝酸铜溶液 1 mL、10％硝酸银溶液 0.2 mL，混合，用乙醇定容至 100 mL，混匀。

展开后晾干的薄层或纸色谱上喷洒溶液 A，110 ℃下加热至斑点显蓝紫色。再喷溶液 B，斑点转变为稳定的红色（伯胺也显阳性反应，γ-氨基酸不反应）。

试管反应：水提液 1 mL 加溶液 A 2~3滴，沸水浴加热 5 min。冷后出现蓝色或蓝紫色。

## 十二、有机酸检出试剂

### 1. 溴麝香草酚蓝试剂

0.1％溴麝香草酚蓝（或溴酚蓝、或溴甲酚绿）的 70％乙醇液。

### 2. 吖啶试剂

0.005％吖啶乙醇液。

展开后晾干的薄层上喷洒该显色剂，在荧光灯下显黄色荧光。

### 3. 芳香胺－还原糖试剂

芳香胺(如苯胺)5 g，还原糖(如木糖)5 g，溶于 50％乙醇溶液中。

展开后晾干的薄层上喷洒该显色剂，125～130 ℃下加热至显棕色。

注：试剂配制法中水是指蒸馏水；醇指 95％乙醇；试剂配制后应澄清，如不澄清应过滤。

# 附录 Ⅱ  常用有机溶剂的物理参数

| 名称 | 沸点/℃ | 密度 $d_4^{20}$/(g·mL$^{-1}$) | 折光率/$n_D^{20}$ | 闪点/℃ | 介电常数 | 黏度(20 ℃) |
|---|---|---|---|---|---|---|
| 正己烷 | 68.7 | 0.659 | 1.375 | −23 | 1.88 | 0.313 |
| 环己烷 | 80.7 | 0.78 | 1.427 | −16.5 | 2.05 | 0.98 |
| 二氧六环 | 101 | 1.034 | 1.422 | +11.8 | 2.21 | 1.54 |
| 四氯化碳 | 77 | 1.594 | 1.466 | — | 2.23 | 0.97 |
| 苯 | 80.1 | 0.88 | 1.501 | −10.1 | 2.23 | 0.65 |
| 甲苯 | 111 | 0.867 | 1.497 | +4 | 2.29 | 0.59 |
| 间二甲苯 | 137 | 0.86 | 1.497 | +25 | 2.38 | |
| 对二甲苯 | 138 | 0.861 | 1.505 | +27.2 | 2.39 | 0.7 |
| 二硫化碳 | 46.5 | 1.26 | | −30 | 2.34 | |
| 乙苯 | 136 | 0.87 | | +15 | 2.48 | |
| 乙醚 | 34.6 | 0.713 | 1.356 | −45 | 4.34 | 0.295 (0 ℃) |
| 氯仿 | 61.3 | 1.484 | 1.448 | — | 4.81 | 0.57 |
| 1，1-二氯乙烷 | 57.3 | 1.17 | | −10 | | |
| 1，2-二氯乙烷 | 83.4 | 1.256 | 1.417 | +7 | | |
| 乙酸戊酯 | 149 | 0.88 | | +25 | 4.75 | |
| 乙酸丁酯 | 126 | 0.882 | 1.395 | +22 | | 0.734 |
| 乙酸乙酯 | 77 | 0.897 | 1.372 | −4 | 6.4 | 0.46−0.47 |
| 乙酸甲酯 | 57.8 | 0.92 | | −10 | 7.3 | |
| 乙胺 | 16.6 | 0.70 | | <−17.8 | 6.2 | |
| 三乙胺 | 89.5 | 0.726 | 1.401 | <0 | 2.44 | 0.38 |
| 苯胺 | 184 | 1.022 | 1.586 | +76 | 7.2 | 3.71 (25 ℃) |
| 二氯甲烷 | 39.8 | 1.327 | 1.424 | — | 8.9 | 0.44 |
| 苯酚 | 182 | 1.058 | 1.542 | +79 | 9.78(60 ℃) | |
| 四氢呋喃 | 66 | 0.887 | 1.407 | −17.05 | 7.58 | 0.55 |
| 氯苯 | 132 | 1.10 | | +28 | 10.3 | |
| 吡啶 | 115 | 0.982 | 1.510 | +20 | 12.3 | 0.94 |
| 丁酮 | 80 | 0.805 | 1.377 | −9 | 18.0 | 0.43 |
| 苯甲醛 | 179 | 1.041 | 1.545 | +64 | 18.0 | |
| 苯乙酮 | 202 | 1.03 | 1.537 | 82 | 18.3 | |
| 苯甲醇 | 206 | 1.04 | 1.540 | 100 | 13.0 | 5.8 |
| 正戊醇 | 137.8 | 0.814 | 1.410 | +48.9 | 13.9 | |
| 异戊醇 | 132 | 0.81 | 1.405~1.410 | +43 | 14.7 | |
| 叔丁醇 | 82.4 | 0.775 | 1.385 | +11 | 12.47 | 3.35 |

续表

| 名称 | 沸点/℃ | 密度 $d_4^{20}$/(g·mL$^{-1}$) | 折光率/$n_D^{20}$ | 闪点/℃ | 介电常数 | 黏度(20 ℃) |
|---|---|---|---|---|---|---|
| 仲丁醇 | 99.5 | 0.81 | 1.395 | | 16.56 | 3 |
| 正丁醇 | 118 | 0.810 | 1.399 | +29 | 17.8 | 2.98 |
| 异丙醇 | 82.4 | 0.786 | 1.378 | +12 | 19.92 | 2.40 |
| 正丙醇 | 97 | 0.804 | 1.385 | +15 | 20.3 | 2.30 |
| 环己酮 | 157 | 0.95 | 1.450 | +43 | 18.3 | 2.24 |
| 丙酮 | 56.5 | 0.80 | 1.359 | −20 | 20.7 | 0.32 |
| 乙酸酐 | 140 | 1.080 | 1.389 | +49 | 20.7 | |
| 乙醇 | 78.4 | 0.789 | 1.361 | +12 | 25.8 | 1.2 |
| 甲醇 | 65 | 0.791 | 1.329 | +11 | 33.7 | 0.6 |
| 乙腈 | 80−82 | 0.79 | 1.344 | +6 | 37.5 | 0.37 |
| 二甲基甲酰胺 | 153 | 0.950 | 1.431 | +62 | 37.6 | 0.90~0.92 |
| 乙二醇 | 197 | 1.1155 | | +111.1 | 41.2 | 25.7 (16 ℃) |
| 甘油 | 390 291 | 1.263 | 1.475 | +177 | 56.2 | 1412 |
| 丙酸 | 141 | 0.99 | 1.386 | +52 | 3.2 | |
| 乙酸 | 118 | 1.049 | 1.372 | +40 | 6.15 | 1.10~1.26 |
| 甲酸 | 101 | 1.220 | 1.371 | +68.9 | 58.5 | |
| 水 | 100 | 1.000(4 ℃) | 1.333 | — | 80.4 | 1.00 |
| 甲酰胺 | 211 | 1.134 | 1.450 | −4.4 | 约84 | 3.3~3.76 |
| 二甲亚砜 | 189 | 1.101 | 1.478 | +95 | 48.9 | 2.24 |

# 附录Ⅲ　常用有机溶剂的精制方法及再生方法

**石油醚**：用浓硫酸加高锰酸钾溶液依次振摇数次，除去不饱和化合物，然后依次用水、硫酸钠溶液、水洗，再用无水氯化钙或无水硫酸钠干燥，重蒸。沸程 30～70 ℃称为 Petroleum ether，50～90 ℃称为 Petroleum behzine，75～120 ℃称为 Ligroin。

**再生方法**：用过的石油醚，如含有少量低分子醇、丙酮或乙醚，置分液漏斗中用水洗数次，以氯化钙脱水、重蒸、收集一定沸点范围内的部分；如含有少量氯仿，在分液漏斗中先用稀碱液洗涤，再用水洗数次，氯化钙脱水后重蒸。

**乙醚**：杂质包括水、乙醇、过氧化物、醛。1 L 乙醚加入 5～10 mL 硫酸亚铁溶液（硫酸亚铁 6 g 与浓硫酸 6 mL 加入 110 mL 水中）或 10%亚硫酸氢钠溶液振摇，然后用水洗，无水氯化钙干燥 24 h，过滤，进一步用钠丝干燥，临用前重蒸。

**异丙醚**：常见杂质为水和过氧化物，精制方法同乙醚。

**甲醇**：杂质可能为水、丙酮、甲醛、乙醇及甲基甲酰胺，一般重蒸即可。分馏法可得到水分含量低于 0.01%的甲醇。

**绝对无水甲醇**：3 L 无水甲醇中加入 25 g 清洁镁片，分 3 次加入 4 g 碘粉，用油浴加热至沸，待反应缓慢后再回流 2 h，然后蒸馏即得。

**乙醇**：在 1 L 95%乙醇中加入生石灰 250 g，回流 6 h，放置过夜，蒸馏可得 99.5%的无水乙醇。

**绝对无水乙醇**：3 L 无水乙醇中加入 15 g 清洁镁片，分 3 次加入 3 g 碘粉，用油浴加热 70～80 ℃，回流 4 h，镁片全成粉状后，蒸馏即得。

**再生方法**：往用过的乙醇中加氧化钙（25～50 g/L 乙醇），加热回流脱水后蒸馏，收集 76～81 ℃的馏分，醇含量为 80%～90%。再置圆底烧瓶中，加比计算量多 1 倍的氧化钙，回流 5 h，再蒸馏，收集 76～78 ℃的馏分，可达 98.5%～99.5%。

**丙醇**：主要杂质是水和丙烯醇。水可用共沸蒸馏、直接蒸馏、或加苯使成三元系统除去，多量的水可加入氧化钙回流适当时间，然后蒸馏进一步干燥。丙烯醇的除去可加入 2.5%琥珀酸酯回流 2 h，然后蒸馏。

**异丙醇**：一般蒸馏即可，较多的水可与氧化钙（200 g 氧化钙/ L 甲醇）回流数小时，然后蒸馏。蒸馏液应进一步用无水硫酸钠干燥。

**正丁醇**：用硫酸镁、氧化钙、固体氢氧化钠或分子筛干燥，然后蒸馏。

**正戊醇**：加无水碳酸钾或硫酸钙干燥，过滤，蒸馏，或加入 1%～2%金属钠，回流 15 h，除去水与氯化物，然后蒸馏。

**乙二醇**：常含高级二羟基醇，可加入氧化钙、硫酸钙、硫酸镁或氢氧化钠干燥，再减压蒸馏。蒸馏液通过 4A 分子筛，再在氮气流中加入分子筛蒸馏。

**丙酮**：工业丙酮加 0.1%高锰酸钾，摇匀，放置 1～2 天或回流 4 h 至高锰酸钾颜色不再消褪，用无水硫酸钠干燥，蒸馏。

**无水丙酮**：丙酮 5 L，加无水碳酸钾干燥 24 h，蒸馏。

丙酮不宜用五氧化二磷或金属钠除水。

再生方法：用过的丙酮如含有多量的水，可加食盐或固体碳酸钾等盐类，盐析成两层，分去下层盐水层，上层丙酮液蒸馏收集 54～57 ℃馏分，再用无水氧化钙脱水干燥重蒸。

**丁酮**：处理方法同丙酮。

**乙酰丙酮**：用少量 2 mol/L 氢氧化钠溶液分次振摇，直至水层呈微碱性，以除去其中的乙酸，然后用水洗，无水硫酸钠干燥，蒸馏。

**二氯乙烷**：加入浓硫酸振摇，除去添加的防氧化的醇，水洗，然后用氢氧化钠或碳酸钾溶液振摇，再用水洗，无水氯化钙或硫酸镁干燥，分馏。

**三氯甲烷**：用稀氢氧化钠溶液洗涤，除去可能存在的盐酸，再用水洗 2～3 次，除去添加的少量乙醇(稳定剂)和混入的氢氧化钠，无水氯化钙或碳酸钾干燥，重蒸，馏出液保存在棕色瓶中。

**四氯化碳**：用浓硫酸振摇直至酸层无色，再水洗，无水硫酸钙或硫酸镁干燥，蒸馏。

**乙酸乙酯**：工业用乙酸乙酯的常见杂质是水、乙醇、乙酸，用 5％碳酸钠溶液洗 2～3 次，无水氯化钙干燥，蒸馏。

**乙酸丁酯**：先蒸馏，然后分次加入少量高锰酸钾，回流，直至红色不褪，无水硫酸钙干燥，过滤，重蒸。

**苯**：用浓硫酸分次振摇(150 mL 浓硫酸/L 苯)除去噻吩，直至酸层无色或浅黄色，再用水洗苯层数次，10％碳酸钠溶液洗两次，然后用少量蒸馏水洗，无水硫酸钙或分子筛干燥，过滤，重蒸。

再生方法：用稀碱水和水洗涤后，氯化钙脱水重蒸。

**甲苯**：无水氯化钙或硫酸钙干燥，加入金属钠，放置，临用前分馏。

**二甲苯**：用浓硫酸振摇两次(100 mL 浓硫酸/L 二甲苯)，然后依次用蒸馏水、5％碳酸氢钠或氢氧化钠溶液洗 1 次，再用蒸馏水洗，无水硫酸钙与五氧化二磷干燥，蒸馏。

**己烷**：用发烟硫酸分次振摇(350 mL 硫酸/L 己烷)至酸层无色，依次用蒸馏水、10％碳酸钠溶液、少量水洗两次，无水硫酸钙或无水氯化钙干燥，加入金属钠，放置，蒸馏。

**环己烷**：用浓硫酸洗至酸液无色，然后依次用蒸馏水、10％碳酸钠溶液或 5％氢氧化钠溶液洗，再用水洗至中性，用分子筛、无水氯化钙或硫酸镁干燥，加入金属钠，放置，蒸馏。

**正庚烷**：与甲醇共沸蒸馏，蒸馏液用水洗去甲醇，干燥重蒸(或同环己烷)。

**正戊烷**：用浓硫酸分次振摇，直至硫酸无色，然后加入 0.5 mol/L 高锰酸钾和 1.5 mol/L 硫酸混合溶液搅拌 12 h，依次用水、5％碳酸氢钠溶液洗涤，再用水洗，无水硫酸镁或硫酸钠干燥，五氧化二磷干燥，蒸馏。

**甲酸**：直接减压分馏，收集液用冷水冷却即可得无水甲酸，或加入新制无水硫酸铜，放置数日，除去甲酸所含水的一半，然后蒸馏，收集 107 ℃馏分。

**冰乙酸**：常含微量水、乙醛及其他氧化物质，加入适量乙酸酐除去水，再与三氧化铬(30 g 三氧化铬/L 乙酸)共热(略低于 118 ℃)1 h；或与高锰酸钾(20～50 g 高锰酸钾/L 乙酸)回流 2～6 h，然后蒸馏。

**二甲基甲酰胺**：用硫酸钙或硫酸镁干燥，减压蒸馏。

**甲酰胺**：商品甲酰胺常含酸和甲酸铵，以溴麝香草酚蓝为指示剂，用氢氧化钠中和，加热至 80～90 ℃，减压蒸馏除去氨和水，中和至加热时甲酰胺保持中性，加入甲酸钠，80～90 ℃减压蒸馏，蒸馏液再中和，再蒸馏，然后在没有二氧化碳和水的条件下分步结晶，最后产品的电导率为 $1 \times 10^{-6} \sim 2 \times 10^{-6} \ \Omega^{-1}$。

**二乙胺**：加入固体氢氧化钾丸，回流，蒸馏。

**四氢呋喃**：加入四氢铝锂，回流，然后蒸馏，可除去水、过氧化物等杂质，放入金属钠干燥，分馏。

**二氧六环**：常含杂质为乙醛、乙烯缩醛、乙酸、水及过氧化物。2 L 二氧六环中加入 27 mL 浓盐酸和 200 mL 水，回流 12 h，徐徐通入氮气除去乙醛，溶液冷却后，慢慢加入固体氢氧化钾丸，振摇，直至不再溶解，分层，倾出二氧六环，再加入氢氧化钾丸除去剩余的水，移入干净烧瓶，与金属钠回流 6～12 h，蒸馏。

**乙腈**：常见杂质为水、乙酰胺、乙酸铵和氨等。可用硅胶或 4A 分子筛振摇除去大部分水。然后加氢氧化钙后搅拌，直至不再发生氨气，可除去乙酸铵，残留痕量水。要除去此痕量水，可加入五氧化二磷（5 g/L 乙腈）回流（不可加入过量的五氧化二磷，以免形成有机多聚物），分馏。加入无水碳酸钾除去过量的五氧化二磷，重蒸。与新活化的铝一同振摇 24 h，除去所含乙酸；在 3 L 乙腈中加入 200 g 氧化铝，倾出乙腈，再用氧化铝处理 1 次，无水氯化钙处理 5 次（每次用 100～150 g 氯化钙），所得乙腈含水量低于 0.2%；然后用五氧化二磷振摇 2 次，每次 1 h，加入五氧化二磷 10 g，用分馏柱分馏，分馏柱上接无水氯化钙管，得绝对无水乙腈。

# 附录Ⅳ　常用干燥剂的性能

化学干燥剂分两类：一类可与水生成水合物，如硫酸、氯化钙、硫酸铜、硫酸钠、硫酸镁和氯化镁等；另一类与水反应后生成其他化合物，如五氧化二磷、氧化钙、金属钠、金属镁、金属钙和碳酸钙等。须注意，有些化学干燥剂是酸或与水作用后变为酸，也有些化学干燥剂是碱或与水作用后变为碱，用这些干燥剂时应考虑被干燥物的酸碱性质。某些中性盐类干燥剂，如氯化钙，能与多种有机物形成分子复合物，也要加以考虑。因此在选择干燥剂时首先应了解干燥剂和被干燥物的化学性质是否相容。

## 1. 氯化钙

常用于干燥的是 $CaCl_2 \cdot 2H_2O$，潮解吸水后成为 $CaCl_2 \cdot 6H_2O$，加热至 30 ℃时成 $CaCl_2 \cdot 4H_2O$，至 200 ℃恢复为 $CaCl_2 \cdot 2H_2O$，如加热至 800 ℃则水分完全失去，成为熔融的氯化钙。可以用氯化钙脱水的化合物有烃类、卤代烃类、醚类。

对沸点较高的溶剂，干燥后重蒸溶剂时，应将干燥剂滤出，以免被吸去的水分在加热时再度放出。

缺点：脱水能力不强，且能和多种有机物生成复合物，如醇、酚、胺、氨基酸、脂肪酸等，故不可用作醇等溶剂的脱水干燥剂。对结构不明的化合物，也不宜使用氯化钙来干燥。

## 2. 硫酸钠

无水硫酸钠吸水后成为 $Na_2SO_4 \cdot 10H_2O$，可用于中性、酸性和碱性物质的脱水干燥剂，对有机物没有反应，可以广泛用于醚、苯、氯仿等溶剂。

缺点：脱水能力弱且作用慢，不能用加热来促使脱水，因为含水硫酸钠在 33 ℃以上又失结晶水。不宜用于干燥含水量较多的醇类。新买来的应加热焙干后使用。

## 3. 硫酸镁

性质同硫酸钠，吸水效力强一些，与水生成水合物 $MgSO_4 \cdot 7H_2O$。

## 4. 硫酸铜

相当弱的干燥剂。无水硫酸铜为浅绿色，生成水合物 $CuSO_4 \cdot 5H_2O$ 变蓝，故可根据变蓝的反应显示吸水过程，用来检验溶剂的无水程度。常用于制备无水醇。$CuSO_4 \cdot 5H_2O$ 加热至 100 ℃失去四分子结晶水可以由此再生。加热温度不宜增至 220~230 ℃，否则生成碱性盐类，失去水合效力。

## 5. 硫酸钙

强烈干燥剂之一。但吸水量不大，只能达到其总质量的 6.6%，吸水后形成相当稳定

的水合物 $2CaSO_4 \cdot H_2O$。无水硫酸钙由石膏加热至 $160\sim180\ ℃$ 而得，在 $500\sim700\ ℃$ 灼烧所得的无水硫酸钙，几乎不能与水结合。

和其他形成水合物的盐类不同，被干燥的有机液体蒸馏前不需事先将其分开，可以放在一起蒸馏，甲醇、乙醇、乙醚、丙酮、甲酸和醋酸用硫酸钙脱水可得良好的效果。

### 6. 苛性碱

苛性钠（氢氧化钠）和苛性钾（KOH）是碱性干燥剂，适用于干燥有机碱类，如胺类、吡啶、重氮甲烷、生物碱等。更多用于干燥器内，用来排除被干燥物质挥发出来的酸性杂质。苛性钾的效力较苛性钠大 60 倍。

不适用于酸性物或醇、酮、醛等的干燥。

### 7. 碳酸钾

无水碳酸钾的碱性比苛性碱弱，应用范围较广一些，除适用于碱性物质外，对醇类也适用。

### 8. 氧化钙

俗称生石灰，也是一种碱性干燥剂。来源方便，实验室常用来制造无水乙醇，生成的氢氧化钙不溶于乙醇。要得到绝对无水乙醇，需用过量很多的氧化钙，$1\ g$ 水要 $5\ g$ 块状氧化钙（理论量是 $3.11\ g$）。也可用于干燥有机碱液体。

氧化钙不适用于甲醇，因氧化钙、水、甲醇三者可形成复合物，三者与复合物间形成平衡，脱水不完全，且要吸收 $20\%$ 的甲醇。

### 9. 金属钠

脱水作用很强，被广泛用于各种惰性有机溶剂的最后干燥，如乙醚、苯、甲苯、石油醚等。金属钠有加工塑性，脱水时可切去钠块周围的杂质，用压钠机压成条状放入装溶剂的容器内，增大金属钠与液体的接触表面，又不会因金属钠所含杂质在钠块表面形成一层薄膜，妨碍进一步与水作用。

须注意，氯仿、四氯化碳及含有羟基、羧基等反应性强的官能团的溶剂不能用金属钠脱水，含水量多的溶剂也不能用，因为钠遇水发生爆炸。

### 10. 浓硫酸

酸性干燥剂。浓硫酸对许多有机化合物的腐蚀性限制了它在干燥上的应用，故它多用于干燥无机物或作为干燥器内的干燥剂。硫酸除酸的作用外还有氧化作用，故并非所有中性和酸性气体对硫酸都不起作用，如溴化氢遇硫酸将大部分被氧化成溴。干燥器内以硫酸为干燥剂的应用很广，但用于真空干燥器内应十分小心，因为它在 $1\ mm\ Hg$ 的压力下部分挥发，其蒸气可能与被干燥物质起作用。放在干燥器内的硫酸不需要高纯度，在硫酸中可加 $1\%$ 硫酸钡（$18.4\ g$ 硫酸钡/L 硫酸）。硫酸吸水后浓度降低至 $93\%$ 时，即析出硫酸钡、$2H_2SO_4 \cdot H_2O$ 的针状结晶，当硫酸浓度降低至 $84\%$ 时，形成很细的结晶 $H_2SO_4 \cdot H_2O$，就应该换新硫酸。

### 11. 五氧化二磷

即磷酸酐，吸水后生成磷酸，该反应不可逆。在酸性干燥剂中，五氧化二磷的脱水效力最高，可用于一般固体、气体和惰性液体的脱水。碱性物质或有羟基的化合物不宜用五氧化二磷来脱水。

其最大缺点是，吸水后表面生成一层很黏的磷酸，妨碍它进一步的干燥作用。须注意，五氧化二磷中常含有少量的三氧化二磷，此物大量地与热水作用将生成毒性极强的磷化氢（$2P_2O_3 + 6H_2O \longrightarrow PH_3 + 3H_3PO_4$）。

### 12. 硅胶

硅酸部分脱水后产生的无色透明玻璃状胶状硅胶（$SiO_2 \cdot xH_2O$，含水 $2\% \sim 10\%$），内有无数肉眼不能见的细孔，藉毛细现象吸收湿气，发挥干燥能力，常用作气体干燥剂。吸水硅胶外观无变化，故为便于观察，常加氯化钴盐，干燥时呈蓝色，吸水后呈淡黄色（氯化钴用量少时则褪色），或加硫酸铜，干燥时无色，吸水后呈蓝色。

再生时，将硅胶铺在器皿中成一薄层，$150 \sim 180$ ℃加热，勿超过 $200$ ℃。

各种干燥剂的干燥效力排序（高→低）：

| 第 Ⅰ 类 | 第 Ⅱ 类 | 第 Ⅲ 类 |
|---|---|---|
| 1. $P_2O_5$ | 10. $Mg(ClO_4)_2 \cdot 3H_2O$ | 16. $H_2SO_4$（95%） |
| 2. $Al_2O_3$ | 11. CaO | 17. $CaCl_2$（工业无水） |
| 3. $B_2O_3$ | 12. $CaCl_2$（无水） | 18. $CaCl_2$（颗粒） |
| 4. BaO | 13. $CaBr_2$ | |
| 19. $ZnCl_2$（熔融） | | |
| 5. $Mg(ClO_4)_2$ | 14. 氢氧化钠（熔融） | 20. $ZnBr_2$ |
| 6. KOH（熔融） | 15. $Ba(ClO_4)_2$ | 21. $CuSO_4$ |
| 7. $H_2SO_4$ | 22. $MgSO_4$ | |
| 8. 硅胶 | 23. $Na_2SO_4$ | |
| 9. $CaSO_4$ | | |

上述 3 类干燥剂，每一类在干燥空气时，于 $25 \sim 30$ ℃以 $1 \sim 3$ L/min 的速度通过，干燥空气中残留的水分如下：

第 Ⅰ 类（1～9）　$1 \times 10^{-5} \sim 1 \times 10^{-3}$ mg/L

第 Ⅱ 类（10～15）　$1 \times 10^{-2} \sim 1 \times 10^{-1}$ mg/L

第 Ⅲ 类（16～23）　$1 \times 10^{-1} \sim 1 \times 10^{0}$ mg/L

# 附录 V 常用有机溶剂的毒性、危险性

| 溶剂 | 毒性等级 | 危险性 | 中毒方式 |
|------|---------|--------|---------|
| 石油醚 | 低毒 | 一级易燃液体 | 对眼、呼吸道轻度刺激 |
| 环己烷 | 低毒 | 一级易燃液体 | 中枢抑制作用 |
| 正己烷 | 低毒 | 一级易燃液体 | 麻醉性、刺激性(如含芳烃,有较大毒性) |
| 苯 | 强烈毒性 | 一级易燃液体 | 经吸入、皮肤吸收,损害造血功能 |
| 甲苯 | 低毒 | 一级易燃液体 | 经吸入、皮肤吸收,麻醉性 |
| 二氯甲烷 | 中毒 | 不燃烧,高温产生光气 | 强麻醉性,可致肝肾损害 |
| 四氯化碳 | 有机毒品 | 不燃烧,高温产生光气 | 强麻醉性,可致肝肾严重损害 |
| 1,1-二氯乙烷 | 中毒 | 不燃烧,高温产生光气 | 局部刺激性,可致肝肾损害 |
| 氯仿 | 中毒 | 不燃烧,高温产生光气 | 强麻醉性,可致肝肾损害 |
| 1,2-二氯乙烷 | 高毒 | 一级易燃液体,光照放出氯化氢气体 | 致癌,可致肝肾损害 |
| 甲酸 | 低毒 | 一级酸性腐蚀品 | 使皮肤发泡,局部坏疽 |
| 乙酸 | 低毒 | 二级酸性腐蚀品 | 损伤眼黏膜、酸中毒,浓溶液可致尿毒症 |
| 三氟乙酸 | 中毒 | 一级酸性腐蚀品 | 对眼、皮肤、黏膜有刺激 |
| 四氢呋喃 | 微毒 | 一级易燃液体 | 麻醉性,对眼、皮肤、黏膜有刺激 |
| 乙醚 | 低毒 | 一级易燃液体、易爆 | 麻醉性,可致肺、肾炎症 |
| 二氧六环 | 低毒 | 一级易燃液体 | 麻醉性,可致血液尿素增加 |
| 乙酸乙酯 | 低毒 | 一级易燃液体、易爆 | 麻醉性,大量吸入可致肝肾充血 |
| 乙酸丁酯 | 微毒 | 一级易燃液体 | 大量吸入可致恶心呕吐 |
| 甲醇 | 中毒 | 一级易燃液体 | 麻醉、刺激性,饮用可致失明 |
| 乙醇 | 微毒 | 一级易燃液体 | 麻醉性,大量饮用可致肝硬变 |
| 异丙醇 | 低毒 | 二级易燃液体 | 类似乙醇,但毒性较强 |
| 丁醇 | 低毒 | 二级易燃液体 | 类似乙醇,但毒性比乙醇强3倍 |
| 丁酮 | 低毒 | 一级易燃液体 | 毒性类似丙酮,但强于丙酮 |
| 丙酮 | 低毒 | 一级易燃液体 | 麻醉性,可致眼、鼻、舌黏膜炎症 |
| 乙腈 | 中毒 | 一级易燃液体 | 中毒症状与氰化物相似 |
| 丙腈 | 高毒 | 一级易燃液体 | 与氢氰酸相似 |
| 吡啶 | 低毒 | 一级易燃液体 | 皮肤黏膜刺激性,长期服用可致肝肾损坏 |
| 三乙胺 | 毒 | 一级易燃液体、易爆 | 刺激皮肤、眼睛,强直性痉挛 |
| 二乙胺 | 低毒 | 一级易燃液体、易爆 | 刺激皮肤、眼睛,可致皮肤水泡化坏死 |
| 二甲基甲酰胺 | 低毒 | | 慢毒致肝脏障碍 |
| 二甲亚砜 | 微毒 | | 对眼有刺激性 |

# 附录Ⅵ 常用有机溶剂与水的 互溶度(质量分数)

| 溶剂 | 在水中溶解度 | | | 水在该溶剂中溶解度 | | | 备注 |
|---|---|---|---|---|---|---|---|
| | 10 ℃ | 20 ℃ | 30 ℃ | 10 ℃ | 20 ℃ | 30 ℃ | |
| 正己烷 | | 0.0095 | | | 0.0111 | | |
| 环己烷 | | 0.010 | | | 0.0055 | | |
| 二硫化碳 | 0.230 | 0.210 | 0.185 | 0.0086 | 0.012 | 0.017 | |
| 苯 | 0.163 | 0.175 | 0.190 | 0.036 | 0.050 | 0.072 | 共沸点：69.25 ℃ |
| 甲苯 | | 0.05 | | | 0.0334 | | |
| 1，2-二氯乙烷 | 0.83 | 0.80 | 0.85 | 0.11 | 0.16 | 0.20 | |
| 四氯化碳 | | 0.08 | | 0.0071 | 0.0084 | 0.0109 | |
| 三氯甲烷 | | 0.97 | | 0.06 | 0.077 | | 共沸点：56.1 ℃ |
| 二氯甲烷 | | 1.3 | | | | | |
| 乙醚 | 8.9 | 6.6 | 5.1 | 1.1 | 1.2 | 1.3 | 共沸点：34.25 ℃ |
| 二氧六环 | | | | | | | 任意混溶，不共沸 |
| 乙酸乙酯 | 8.88 | 7.94 | 7.22 | 2.61 | 3.01 | 3.47 | 共沸点：70.4 ℃ |
| 丙酮 | | | | | | | 任意混溶，不共沸 |
| 正己醇 | | 0.58 | | | 7.2 | | |
| 正戊醇 | 2.6 | 2.19 | 2.1 | 6.4 | 7.41 | 7.2 | 共沸点：95.95 ℃ |
| 2-戊醇 | 7.5 | | 5.3 | 8.0 | | 8.8 | 共沸点：92.5 ℃ |
| 3-戊醇 | 8.0 | | 5.5 | 8.2 | | 9.1 | 共沸点：91.7 ℃ |
| 正丁醇 | 8.9 | 7.8 | 7.1 | 19.7 | 20.0 | 20.6 | 共沸点：92.4 ℃ |
| 异丁醇 | 10.0* | 8.5 | | 15.0* | 16.4 | | 共沸点：89.92 ℃ |
| 仲丁醇 | | 12.5 | | | 44.1 | | |
| 叔丁醇 | | | | | | | 任意混溶 |
| 正丙醇 | | | | | | | 任意混溶，共沸点：87.72 ℃ |
| 异丙醇 | | | | | | | 任意混溶，共沸点：80.38 ℃ |
| 乙醇 | | | | | | | 任意混溶，共沸点：78.15 ℃ |
| 甲醇 | | | | | | | 任意混溶，不共沸 |
| 四氢呋喃 | | | | | | | 任意混溶 |
| 乙腈 | | | | | | | 任意混溶 |
| 二甲基甲酰胺 | | | | | | | 任意混溶 |
| 甲酰胺 | | | | | | | 任意混溶 |
| 二甲亚砜 | | | | | | | 任意混溶 |

续表

| 溶剂 | 在水中溶解度 | | | 水在该溶剂中溶解度 | | | 备注 |
|------|:---:|:---:|:---:|:---:|:---:|:---:|------|
| | 10 ℃ | 20 ℃ | 30 ℃ | 10 ℃ | 20 ℃ | 30 ℃ | |
| 乙二醇 | | | | | | | 任意混溶 |
| 1，2-丙二醇 | | | | | | | 任意混溶 |
| 甘油 | | | | | | | 任意混溶 . |
| 乙酸 | | | | | | | 任意共沸，不共沸 |
| 甲酸 | | | | | | | 任意共沸，不共沸 |
| 吡啶 | | | | | | | 任意混溶 |

注：＊表示在 15 ℃测定。

# 参考文献

[1] 吴立军. 天然药物化学实验指导(第3版)[M]. 北京：人民卫生出版社，2011.

[2] 中国科学院上海药物研究所. 中草药有效成分提取与分离(第二版)[M]. 上海：上海科学技术出版社，1983.

[3] 梁敬钰. 天然药物化学实验与指导(第二版)[M]. 北京：中国医药科技出版社，2010.

[4] 谢平，罗永明. 天然药物化学实验技术 [M]. 南昌：江西科学技术出版社，1993.

[5] 肖崇厚. 中药化学 [M]. 上海：上海科学技术出版社，1997.

[6] 刘嘉森，方圣鼎，黄梅芬，等. 华中五味子的研究——有效成分五味子酯甲、乙、丙、丁、戊和有关化合物的结构 [J]. 中国科学，1978(2)：232−247.

[7] 史劲松，孙达峰，顾龚平，等. 水飞蓟素提取工艺的改进和探讨 [J]. 中国野生植物资源，2006，25(6)：52−54.

[8] 李玉山，王经安. 水飞蓟素提取纯化工艺研究 [J]. 化学工程师，2009(2)：58−59.

[9] 贾丽娜. 水飞蓟有效成分的提取研究 [D]. 大连：辽宁师范大学硕士学位论文，2005.

[10] 李嘉蓉. 天然药物化学实验 [M]. 北京：中国医药科技出版社，1998.

[11] 日本植物化学研究会. 植物化学实验书(第4版)[M]. 新日本印刷株式会社，1963.

[12] 中国科学院上海药物研究所. 中草药有效成分的提取和分离(第二版)[M]. 上海：上海科学技术出版社，1983.

[13] 阚毓铭，等. 中药化学实验操作技术 [M]. 北京：中国医药科技出版社，1988.

[14] 康延国. 中成药薄层色谱鉴别 [M]. 北京：人民卫生出版社，1995.

[15] 郭孝武，沈志刚. 超声提取对丹参药材中脂溶性成分的影响 [J]. 陕西师范大学学报(自然科学版)，2007，35(3)：49.

[16] Tian G, Zhang T, Zhang Y, et al. Separation of tansh inones from Salvia miltiorrhiza bunge by multidimensional counter-current chrom atography [J]. Journal of Chromatography A, 2002, 945(1−2)：281.

[17] 王军. 天然药物化学实验教程 [M]. 广州：中山大学出版社，2007.

[18] 王延峰，李延清，郝永红，等. 超声法提取银杏叶黄酮的研究 [J]. 食品科学，2002，23(8)：166−167.

[19] 余沙，何珺，钱一鑫，等. 银杏叶提取物中银杏黄酮苷元的提纯工艺研究 [J]. 华西药学杂志，2011，26(6)：577−579.

[20] 伍毅. 银杏黄酮苷元制备的研究 [D]. 无锡：江南大学硕士学位论文，2008.

[21] 潘见，陈强，王国霞，等. 葛根黄酮浸取工艺优化研究 [J]. 农业工程学报，1998(4)：230−233.

[22] 李青坡，王永圣，游剑，等. 葛根总异黄酮提取工艺的研究 [J]. 中国药业，2004，13(5)：46−47.

[23] 刘杏荣. 葛根异黄酮的检测方法与提取纯化工艺研究 [D]. 镇江：江苏大学硕士学位论文，2007.

[24] 文加旭. 高品质木香油制备关键技术研究 [D]. 重庆：西南大学硕士学位论文，2012.

[25] 许卉，王铮涛，刘生生，等. 多指标综合评分法优选木香挥发油提取工艺 [J]. 中国药学杂志，2006，41(16)：1214−1216.

[26] 易海燕，何桂霞，郭建生，等. 超临界 $CO_2$ 萃取和水蒸气蒸馏法提取木香挥发油的比较研究 [J].
     湖南中医药大学学报，2010，30(1)：34—36.

[27] 陈虹，邓修. 木香挥发油的超临界 $CO_2$ 萃取及质量研究 [J]. 中草药，1997，28(6)：337—339.

[28] 刘彦飞，赵宇，武卫红，等. 地黄的化学成分及其在加工炮制过程中的变化 [J]. 国外医药·植物
     药分册，2007，22(3)：102—108.

[29] 樊海燕，杨坤，张晨晓，等. 地黄中梓醇的超声提取——树脂分离纯化工艺 [J]. 化工学报，
     2008，59(9)：2283—2288.

[30] 赵素容. 地黄梓醇提取分离工艺及其生物活性研究 [D]. 北京：军事医学科学院放射与辐射医学
     研究所博士学位论文，2006.

[31] 张来新，赵卫星，杨琼. 从中药材女贞子中提取药效成分齐墩果酸最佳工艺研究 [J]. 化学工程
     师，2011(10)：10—13.

[32] 刘智华. 女贞子齐墩果酸的提取及其降血糖作用研究 [D]. 西安：西北农林科技大学硕士学位论
     文，2007.

[33] 张黎黎，王栋. 水提取人参茎叶皂苷最佳工艺的研究 [J]. 云南中医中药杂志，2008，29(3)：
     48—49.

[34] 郭春雨. 夹竹桃叶中甾体类化学成分及其细胞毒活性的研究 [D]. 上海：华东理工大学硕士学位
     论文，2010.

[35] 孟繁旭. 夹竹桃枝化学成分的研究 [D]. 齐齐哈尔：齐齐哈尔大学硕士学位论文，2012.

[36] 舒丽慧. 夹竹桃总强心苷的提取分离纯化、灭螺效果、构效关系与机理 [D]. 武汉：湖北大学硕士
     学位论文，2007.

[37] 董梅，吴立军，陈泉，等. 黄山药中甾体皂苷的分离与鉴定 [J]. 药学学报，2001，36(1)：
     42—45.

[38] 王辉，胡长鹰，庞自洁，等. 盾叶薯蓣中甾体皂苷的研究 [J]. 中草药，2009，40(1)：36—39.

[39] 马朝阳. 苦豆子生物碱提取分离纯化研究 [D]. 无锡：江南大学硕士学位论文，2004.

[40] 贾晓红. 苦豆子中苦参总碱的提取及纯化技术的研究 [D]. 乌鲁木齐：新疆农业大学硕士学位论
     文，2005.

[41] 余永婷. 苦豆子生物碱提取分离纯化及抑菌性研究 [D]. 乌鲁木齐：新疆农业大学硕士学位论
     文，2007.

[42] 刘芳. 辣椒红色素及辣椒碱的提取、分离与纯化工艺研究 [D]. 乌鲁木齐：新疆大学硕士学位论
     文，2009.

[43] 王绍霞. 辣椒红色素与辣椒碱的分离及工艺过程开发的研究 [D]. 兰州：兰州大学硕士学位论
     文，2008.